*Dieser Poster-Kalender gehört zum Medienpaket
(Buch & Poster-Kalender) und ist nicht einzeln erhältlich.*

© 2015 by SolArgent Media AG, Division of BORGMANN HOLDING AG, Basel

Veröffentlicht in der Edition:
verlag modernes lernen Borgmann GmbH & Co. KG • Schleefstraße 14 • D-44287 Dortmund

Gesamtherstellung in Deutschland: Löer Druck GmbH, Dortmund

Fotos: Michael Beigel
Fotos S. 13, 20, 21: © Nintendo

Bestell-Nr. 1257

ISBN 978-3-8080-0744-0

Vestibularprogramm im Liegen – Stufe 1 – Übungsdauer ca. 6 – 10 Wochen

Übung 1	Übung 2	Übung 3	Übung 4

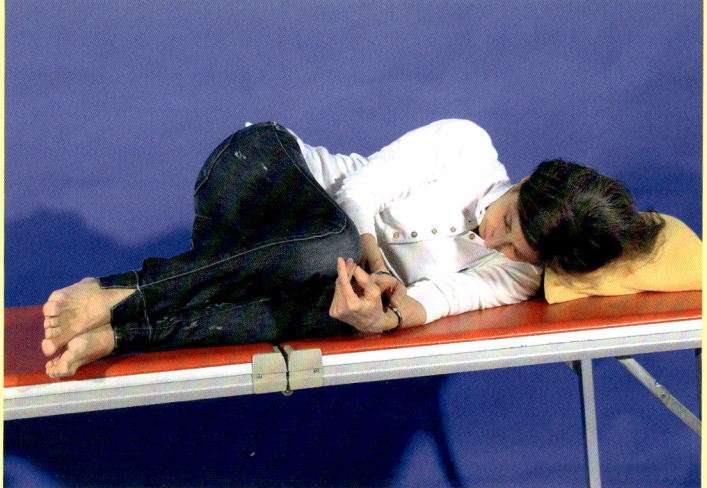 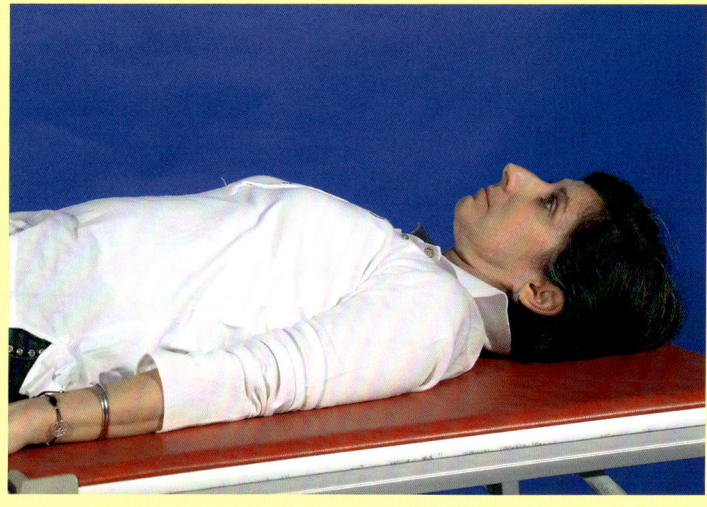 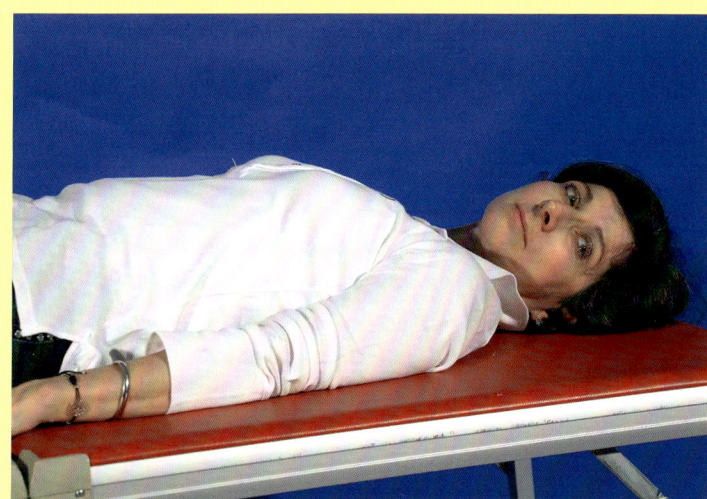

Übung 1

Sie liegen entspannt auf dem Rücken.
Ihre Augen sind geöffnet.
Ihr Kopf liegt mittig, Sie schauen zur Decke.
Die Beine sind angewinkelt oder gestreckt.

Sehr langsam und behutsam bewegen Sie Ihr Kinn in Richtung Decke.
Stoppen Sie und bleiben Sie einige Sekunden in dieser Stellung.
Langsam bewegen Sie Ihr Kinn in Richtung Brustbein. Der Kopf wird dabei nicht angehoben.
Stoppen Sie und bleiben Sie einige Sekunden in dieser Stellung.
Bewegen Sie Ihren Kopf langsam zurück in die Ausgangsposition.

Übung 2

Sie liegen entspannt auf der Seite.
Ihre Augen sind geöffnet.
Ihr Kopf kann durch eine Unterlage unterstützt werden.
Die Beine sind leicht angezogen.

Langsam und behutsam bewegen Sie gleichzeitig Ihren Kopf und Ihre Knie in Richtung Bauch.
Stoppen Sie und bleiben Sie einige Sekunden in dieser Stellung.
Langsam und behutsam werden nun Kopf und Beine zurück in die Ausgangsposition bewegt.
Bleiben Sie einige Sekunden in dieser Stellung.
Drehen Sie sich langsam auf die andere Körperseite.
Wiederholen Sie die Übung.

Übung 3

Sie liegen entspannt auf dem Rücken.
Ihre Augen sind geöffnet.
Ihr Kopf liegt mittig, Sie schauen zur Decke.
Die Beine sind angewinkelt oder gestreckt.

Langsam und sanft beugen Sie Ihren Kopf zur Seite, sodass sich Ihr Ohr ein wenig der Schulter nähert.
Bleiben Sie einige Sekunden in dieser Stellung.
Langsam und sacht bewegen Sie Ihren Kopf zurück zur Mitte.
Bleiben Sie einige Sekunden in dieser Position.
Wiederholen Sie die Bewegungsfolge sanft zur anderen Seite.

Übung 4

Sie liegen entspannt auf dem Rücken.
Ihre Augen sind geöffnet.
Ihr Kopf liegt mittig, die Nase zeigt zur Decke.
Die Beine sind angewinkelt oder gestreckt.

Sehr langsam und behutsam drehen Sie Ihren Kopf zur Seite in Richtung Schulter.
Bleiben Sie einige Sekunden in dieser Stellung.
Langsam drehen Sie Ihren Kopf zur anderen Seite. Bleiben Sie einige Sekunden in dieser Position.
Drehen Sie Ihren Kopf langsam zurück zur ersten Seite. Bleiben Sie einige Sekunden in dieser Position.
Drehen Sie Ihren Kopf langsam zurück zur Mitte.

Vestibularprogramm im Liegen – Stufe 2 – Übungsdauer ca. 6–10 Wochen

Übung 1	Übung 2	Übung 3	Übung 4

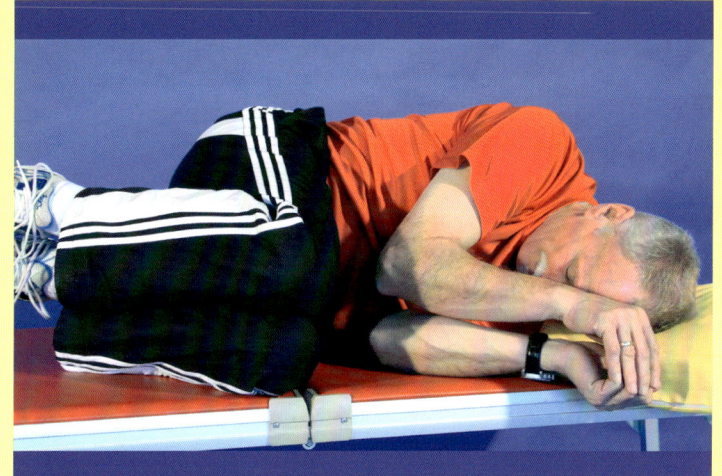 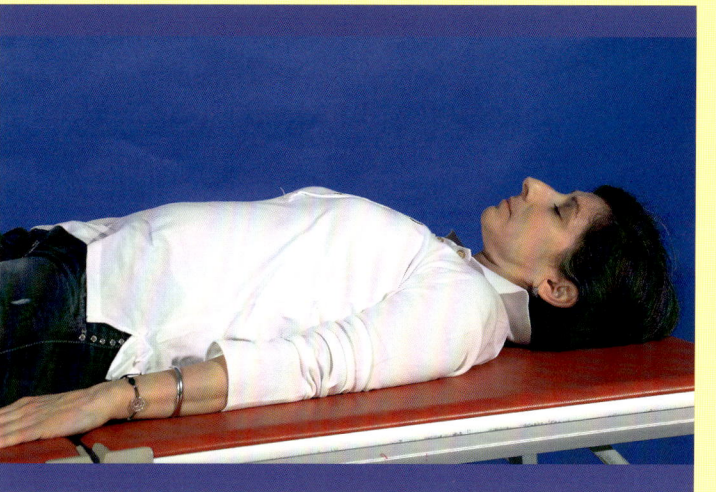 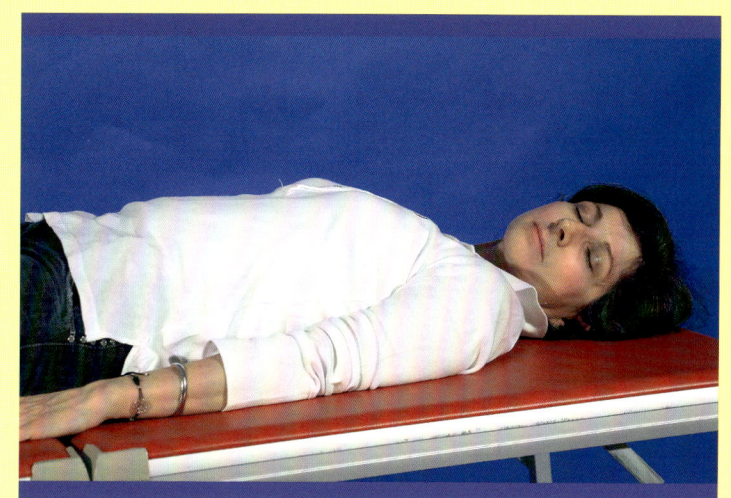

Übung 1

Sie liegen entspannt auf dem Rücken.
Ihre Augen sind geschlossen.
Ihr Kopf liegt mittig, die Nase zeigt zur Decke.
Die Beine sind angewinkelt oder gestreckt.

Sehr langsam und behutsam bewegen Sie Ihr Kinn in Richtung Decke.
Stoppen Sie und bleiben Sie einige Sekunden in dieser Stellung.
Langsam bewegten Sie Ihr Kinn in Richtung Brustbein. Der Kopf wird dabei nicht angehoben.
Stoppen Sie und bleiben Sie einige Sekunden in dieser Stellung.
Bewegen Sie Ihren Kopf langsam zurück in die Ausgangsposition.

Übung 2

Sie liegen entspannt auf der Seite.
Ihre Augen sind geschlossen.
Ihr Kopf kann durch eine Unterlage unterstützt werden.
Die Beine sind leicht angezogen.

Langsam und behutsam bewegen Sie gleichzeitig Ihren Kopf und Ihre Knie in Richtung Bauch.
Stoppen Sie und bleiben Sie einige Sekunden in dieser Stellung.
Langsam bewegen Sie Kopf und Beine zurück in die Ausgangsposition.
Bleiben Sie einige Sekunden in dieser Stellung.
Drehen Sie sich langsam auf die andere Körperseite.
Wiederholen Sie die Übung.

Übung 3

Sie liegen entspannt auf dem Rücken.
Ihre Augen sind geschlossen
Ihr Kopf liegt mittig, die Nase zeigt zur Decke.
Die Beine sind angewinkelt oder gestreckt.

Langsam und sanft beugen Sie Ihren Kopf zur Seite, sodass sich Ihr Ohr ein wenig der Schulter nähert.
Bleiben Sie einige Sekunden in dieser Stellung.
Langsam und sacht bewegen Sie Ihren Kopf zurück zur Mitte.
Wiederholen Sie die Bewegungsfolge sanft zur anderen Seite. Kommen Sie zurück zur Mitte.
Beenden Sie die Übung durch ein sehr sanftes, kleinräumiges Hin- und Herwiegen des Kopfes.

Übung 4

Sie liegen entspannt auf dem Rücken.
Ihre Augen sind geschlossen.
Ihr Kopf liegt mittig, die Nase zeigt zur Decke.
Die Beine sind angewinkelt oder gestreckt.

Sehr langsam und behutsam drehen Sie Ihren Kopf zur Seite in Richtung Schulter.
Bleiben Sie einige Sekunden in dieser Stellung.
Langsam drehen Sie Ihren Kopf zur anderen Seite.
Bleiben Sie einige Sekunden in dieser Position.
Drehen Sie Ihren Kopf langsam zurück zur ersten Seite.
Bleiben Sie einige Sekunden in dieser Position.
Drehen Sie Ihren Kopf langsam zurück zur Mitte.

Vestibularprogramm im Liegen – Stufe 3 – Übungsdauer ca. 6–10 Wochen

Übung 1	Übung 2	Übung 3	Übung 4

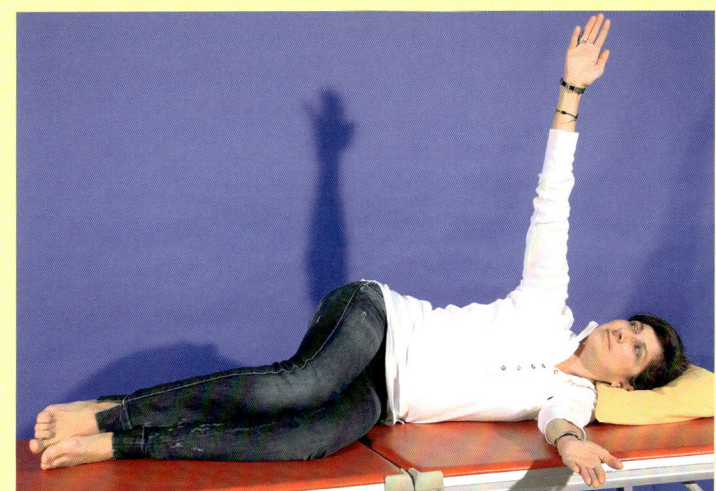

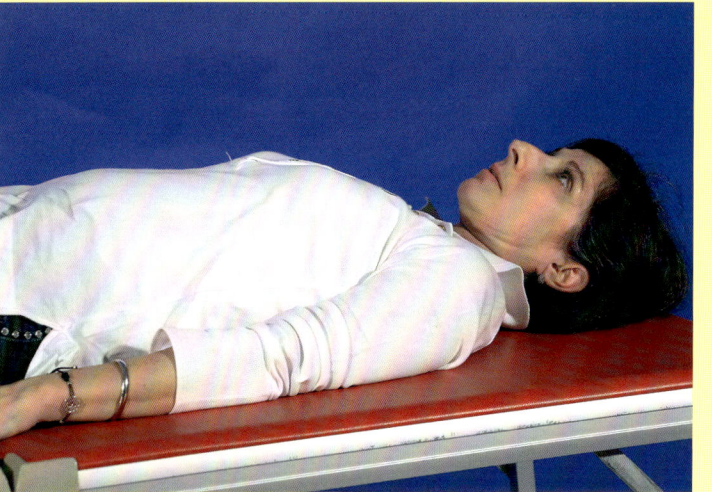

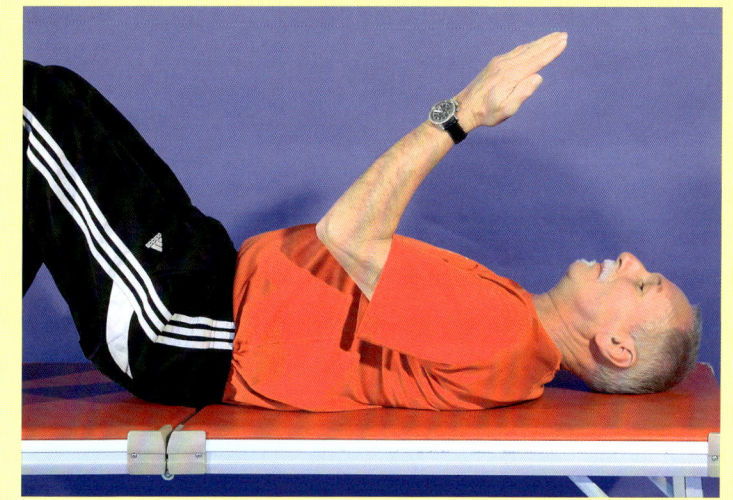

Übung 1

Sie liegen entspannt auf dem Rücken. Ihr Kopf liegt mittig, Ihre Nase zeigt zur Decke.
Die Beine sind angewinkelt
Ihre Augen sind wahlweise geöffnet oder geschlossen. Ein kleines Kissen liegt auf Ihrem Bauch, Ihre Hände halten es fest.

Sehr langsam und behutsam bewegen Sie Ihr Kinn in Richtung Decke, gleichzeitig führen Sie Ihre Arme in Richtung Kopf, sodass sich das Kissen mit leicht gebeugten Armen über Ihrem Kopf befindet.
Stoppen Sie und bleiben Sie einige Sekunden in dieser Stellung.
Langsam bewegen Sie Ihr Kinn in Richtung Brustbein und führen Ihr Kissen gleichzeitig zurück auf Ihren Bauch.
Der Kopf wird dabei nicht angehoben.
Stoppen Sie und bleiben Sie einige Sekunden in dieser Stellung.
Bewegen Sie Ihren Kopf langsam zurück in die Ausgangsposition.

Übung 2

Sie liegen entspannt auf der Seite. Ihr Kopf kann durch eine Unterlage unterstützt werden. Die Beine sind leicht angezogen. Arme und Hände liegen lang nach vorn gestreckt locker aufeinander.
Ihre Nase zeigt zu den Händen.
Ihre Augen schauen auf die Hände.

Sehr langsam bewegen Sie den oben liegenden Arm in die Höhe, sodass die Hand in Richtung Decke zeigt.
Kopf und Augen folgen der Hand.
Bleiben Sie einige Sekunden in dieser Stellung, schauen Sie weiter auf Ihre Hand.
Langsam bewegen Sie Kopf und Arm zurück, die Augen schauen bei der Bewegung weiter auf die Hand. Die Arme liegen wieder lang gestreckt übereinander.
Drehen Sie sich langsam auf die andere Körperseite.
Wiederholen Sie die Übung.

Übung 3

Sie liegen entspannt auf dem Rücken. Ihre Augen sind geöffnet.
Ihr Kopf liegt mittig, Sie schauen zur Decke.
Die Beine sind angewinkelt oder gestreckt.

Langsam und sanft beugen Sie Ihren Kopf zur Seite, sodass sich Ihr Ohr ein wenig der Schulter nähert.
Bleiben Sie einige Sekunden in dieser Stellung.
Langsam und sacht bewegen Sie Ihren Kopf zurück zur Mitte.
Wiederholen Sie die Bewegungsfolge sanft zur anderen Seite. Kommen Sie zurück zur Mitte.
Sehr langsam und sacht beginnen Sie nun mit Ihrer Nase einen kleinen Kreis zu malen.
Sind Sie wieder am Ausgangspunkt angekommen, bleiben Sie einige Sekunden in dieser Stellung.
Malen Sie den kleinen Kreis mit Ihrer Nase nun zur anderen Seite.

Übung 4

Sie liegen entspannt auf dem Rücken. Die Beine sind angewinkelt oder gestreckt.
Ihr Kopf ist mittig. Ihre Augen sind geöffnet. Ein Arm wird so angewinkelt, dass Sie in Ihre Handfläche (wie in einen Spiegel) schauen können.

Ihr angewinkelter Arm bewegt sich sehr langsam – parallel der Schulterlinie – zur Seite. Ihr Kopf bleibt mittig, Ihre Augen schauen weiter in die Handfläche und folgen der Bewegung.
Bleiben Sie einen kleinen Augenblick in dieser Position.
Bewegen Sie Ihren Arm langsam zur Mitte zurück. Ihre Augen folgen der Bewegung.
Der andere Arm wird leicht angewinkelt.
Wiederholen Sie die Bewegungsfolge zur anderen Seite.
Enden Sie mit einer Augenentspannung.

Vestibularprogramm im Liegen – Stufe 4 – Übungsdauer ca. 6 – 10 Wochen

Übung 1	Übung 2	Übung 3	Übung 4

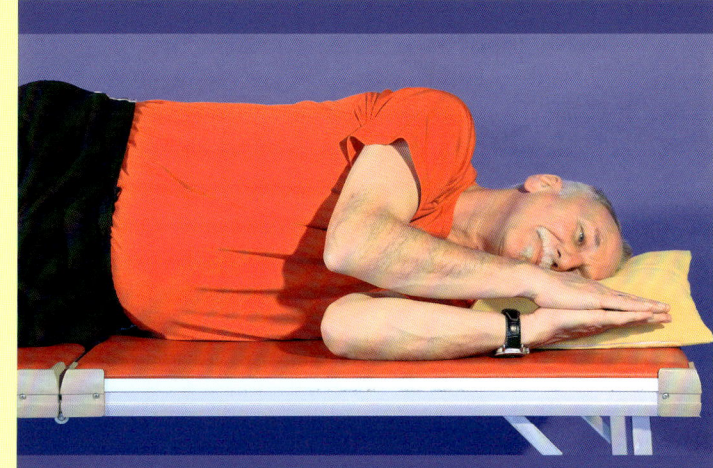 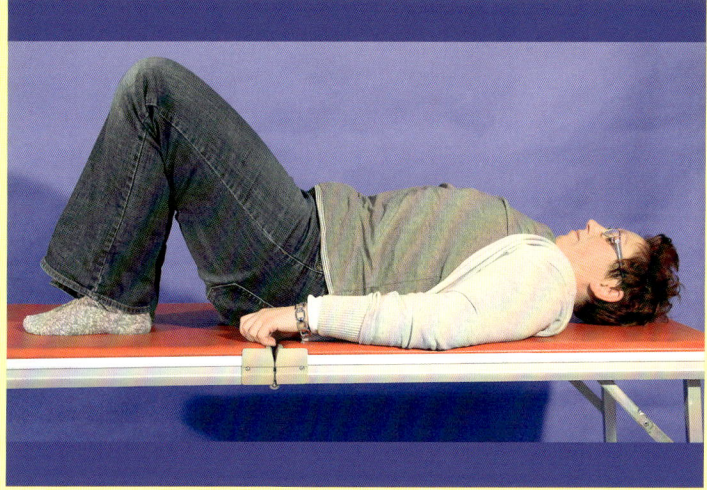 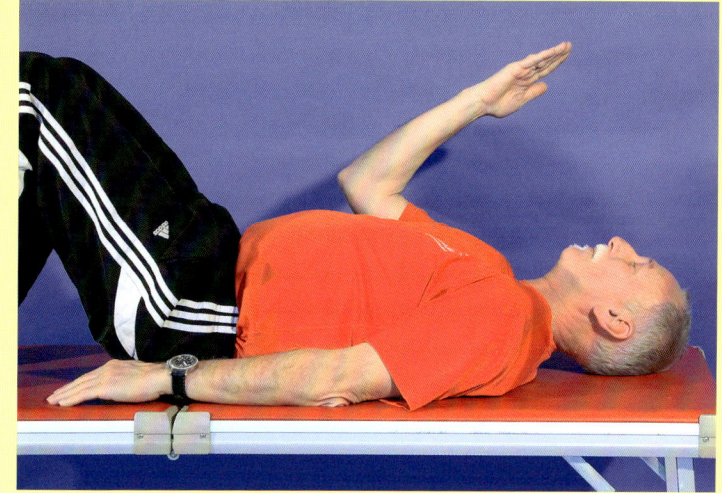

Übung 1

Sie liegen entspannt auf dem Rücken. Ihr Kopf liegt mittig, die Nase zeigt zur Decke.
Ihre Augen sind wahlweise geöffnet oder geschlossen. Ein kleines Kissen liegt auf Ihrem Bauch, Ihre Hände halten es fest. Ihre Beine sind angewinkelt. Ein zweites kleines Kissen liegt zwischen Ihren Füßen.

Sehr langsam und behutsam bewegen Sie Ihr Kinn in Richtung Decke, gleichzeitig führen Sie Ihre Arme mit dem Kissen über Ihren Kopf und heben das zweite Kissen mit Ihren Beinen ein kleines Stück in die Luft. Bei der Bewegung bleiben Arme und Beine leicht gebeugt.
Bleiben Sie einige Sekunden in dieser Position.
Langsam bewegen Sie Ihr Kinn in Richtung Brustbein, gleichzeitig führen Sie beide Kissen zurück an die Ausgangsorte. Der Kopf wird dabei nicht angehoben.
Bleiben Sie einige Sekunden in dieser Stellung.
Bewegen Sie Ihren Kopf zurück in die Ausgangsposition.

Übung 2

Sie liegen entspannt auf der Seite. Ihr Kopf kann durch eine Unterlage unterstützt werden. Die Beine sind leicht angezogen. Arme und Hände liegen angewinkelt aufeinander, Ihre Nase zeigt zu den Händen. Ihre Augen schauen auf die Hände.

Sehr langsam bewegen Sie den angewinkelten Arm, der oben liegt in die Höhe, sodass die Hand in Richtung Decke zeigt.
Kopf und Augen folgen der Hand, der Arm bleibt weiter angewinkelt.
Bleiben Sie einige Sekunden in dieser Stellung, schauen Sie weiter auf Ihre Hand.
Langsam bewegen Sie Kopf und Arm zurück. Die Augen schauen bei der Bewegung weiter auf die Hand. Die angewinkelten Arme liegen wieder übereinander.
Drehen Sie sich langsam auf die andere Körperseite.
Wiederholen Sie die Übung.

Übung 3

Sie liegen entspannt auf dem Rücken. Ihre Augen sind geschlossen.
Ihr Kopf liegt mittig, die Nase zeigt zur Decke.
Die Beine sind angewinkelt oder gestreckt.

Langsam und sanft beugen Sie Ihren Kopf zur Seite, sodass sich Ihr Ohr ein wenig der Schulter nähert.
Stoppen Sie und bleiben Sie einige Sekunden in dieser Stellung.
Langsam und sacht bewegen Sie Ihren Kopf zurück zur Mitte.
Wiederholen Sie die Bewegungsfolge sanft zur anderen Seite. Kommen Sie zurück zur MItte
Sehr langsam und sacht beginnen Sie nun mit Ihrer Nase eine kleinräumige „Liegende Acht" zu malen. Beginnen Sie das Malen der „Liegenden Acht" von der Mitte aus nach links oben.
Sind Sie nach dem Malen der „Liegenden Acht" wieder an Ihrem Ausgangspunkt angekommen, bleiben Sie einige Sekunden in dieser Stellung.
Wiederholen Sie das Malen bei Wunsch.

Übung 4

Sie liegen entspannt auf dem Rücken. Die Beine sind angewinkelt oder gestreckt.
Ihr Kopf ist mittig. Ein Arm wird so angewinkelt, dass Sie in Ihre Handfläche (wie in einen Spiegel) schauen können.
Sie schließen die Augen.

Ihr angewinkelter Arm bewegt sich sehr langsam – parallel der Schulterlinie – zur Seite. Ihre Augen folgen der Bewegung unter den geschlossenen Lidern.
Der Kopf liegt weiter mittig.
Bleiben Sie einen kleinen Augenblick in dieser Position.
Bewegen Sie Ihren Arm langsam zur Mitte zurück. Ihre Augen folgen der Bewegung unter den geschlossenen Lidern.
Der andere Arm wird nun leicht angewinkelt.
Wiederholen Sie die Bewegungsfolge zur anderen Seite.
Machen Sie eine Augenentspannung.

Vestibularprogramm im Liegen – Stufe 5 – Übungsdauer ca. 6–10 Wochen

Übung 1	Übung 2	Übung 3	Übung 4

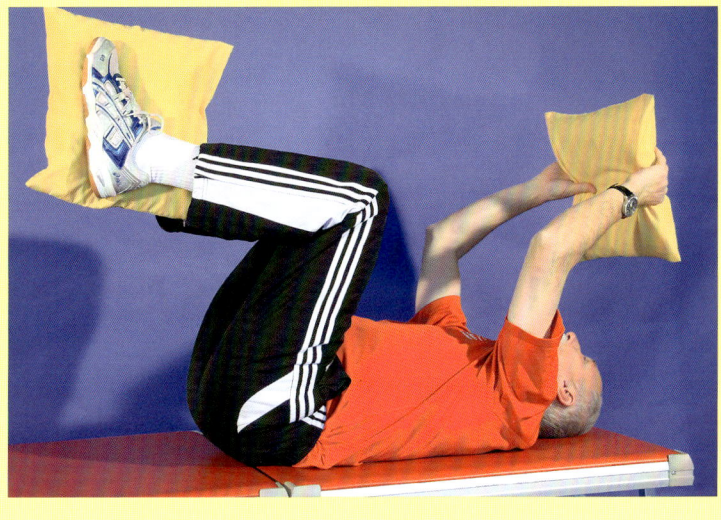 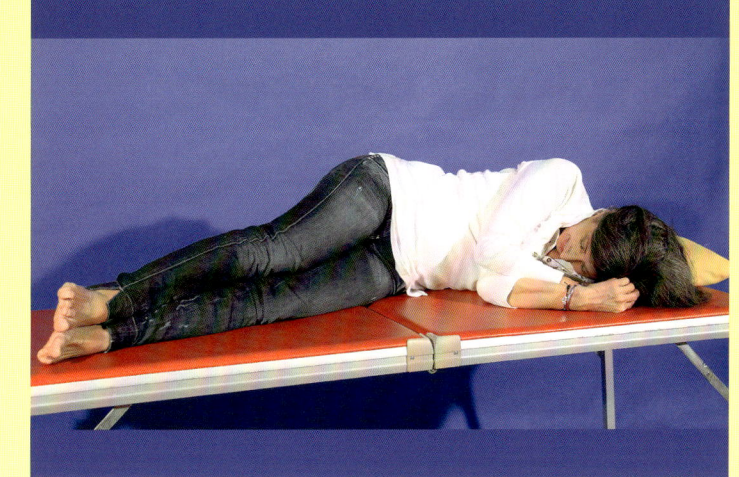 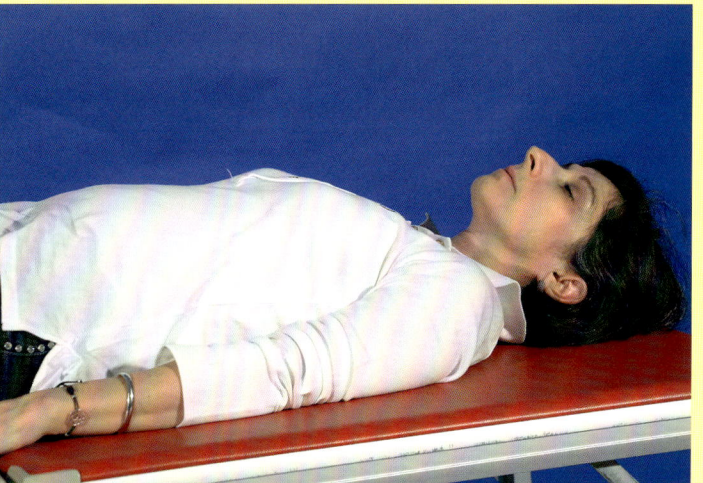 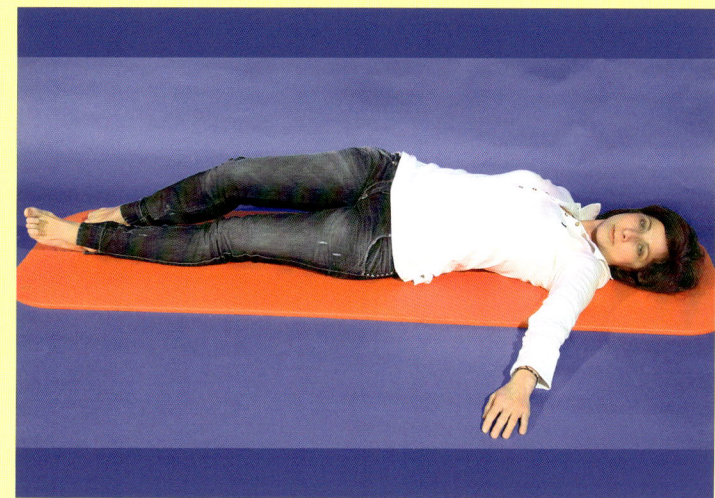

Übung 1

Sie liegen entspannt auf dem Rücken. Ihr Kopf liegt mittig, die Nase zeigt zur Decke. Ihre Augen sind geschlossen. Ein kleines Kissen liegt auf Ihrem Bauch, Ihre Hände halten es fest. Ihre Beine sind angewinkelt. Ein zweites kleines Kissen liegt zwischen Ihren Füßen.

Sehr langsam und behutsam bewegen Sie Ihr Kinn in Richtung Decke, gleichzeitig führen Sie Ihre Arme mit dem Kissen über Ihren Kopf und heben das zweite Kissen mit Ihren Beinen in die Luft. Bei der Bewegung bleiben Arme und Beine leicht gebeugt. Ihre Knie sind leicht geöffnet. Bleiben Sie einige Sekunden in dieser Position, atmen Sie ruhig ein und aus. Langsam bewegen Sie Ihr Kinn in Richtung Brustbein, gleichzeitig führen Sie beide Kissen zurück an die Ausgangsorte. Der Kopf wird dabei nicht angehoben. Bleiben Sie einige Sekunden in dieser Stellung. Atmen Sie ruhig ein und aus. Bewegen Sie Ihren Kopf zurück in die Ausgangsposition.

Übung 2

Sie liegen entspannt auf der Seite. Ihr Kopf kann durch eine Unterlage unterstützt werden. Die Beine sind leicht angezogen. Ihre Augen sind geschlossen.

Langsam und behutsam bewegen Sie gleichzeitig Ihren Kopf und Ihre Knie in Richtung Bauch. Stoppen Sie und bleiben Sie einige Sekunden in dieser Stellung. Langsam bewegen Sie Kopf und Beine zurück in die Ausgangsposition. Langsam und behutsam bewegen Sie jetzt Ihren Kopf in Richtung Bauch, gleichzeitig strecken Sie Ihre Beine. Bleiben Sie einige Sekunden in dieser Stellung. Langsam bewegen Sie Kopf und Beine zurück in die Ausgangsposition. Wiederholen Sie die Übung auf der anderen Körperseite.

Übung 3

Sie liegen entspannt auf dem Rücken. Ihre Augen sind geschlossen. Ihr Kopf liegt mittig, die Nase zeigt zur Decke. Die Beine sind angewinkelt oder gestreckt.

Langsam und sanft beugen Sie Ihren Kopf zur Seite, sodass sich Ihr Ohr ein wenig der Schulter nähert. Stoppen Sie und bleiben Sie einige Sekunden in dieser Stellung. Langsam und sacht bewegen Sie Ihren Kopf zurück zur Mitte. Stoppen Sie und bleiben Sie einige Sekunden in dieser Position. Wiederholen Sie die Bewegungsfolge sanft zur anderen Seite. Kommen Sie zurück zur Mitte. Sehr langsam und sacht beginnen Sie nun mit Ihrer Nase ein kleines Kleeblatt aus zwei Achten zu malen. Beginnen Sie das Malen von der Mitte aus nach links oben, malen Sie zuerst eine „Liegende Acht". Nun vervollständigen Sie Ihr Kleeblatt, indem Sie vom Ausgangspunkt beginnend, eine „Aufrecht stehende Acht" zufügen. Wiederholen Sie das Malen bei Wunsch.

Übung 4

Machen Sie diese Übung nur auf der Erde!
Sie liegen entspannt auf dem Rücken. Die Beine sind gestreckt. Der Kopf ist mittig. Ihre Augen sind wahlweise geöffnet oder geschlossen.

Sie spreizen Ihren linken Arm seitlich ab. Nun bewegen Sie Ihren Kopf langsam nach links, gleichzeitig heben Sie Ihre rechte Hüfte, dabei beugt sich leicht Ihr rechtes Knie. Sie schieben Ihr rechtes Knie immer weiter über das linke gestreckte Bein und stoßen sich mit der rechten Ferse leicht ab. Sie rollen in die Bauchlage. Sie liegen mit nach oben gestreckten Armen in der Bauchlage und bleiben einige Sekunden in dieser Position. Sie drehen Ihren Kopf nach links, heben Ihre linke Hüfte, dabei beugt sich Ihr linkes Knie. Sie stoßen sich mit dem linken Knie und dem linken Fuß ab, sodass Sie wieder auf den Rücken rollen. Bleiben Sie einen Moment in der Rückenlage. Wiederholen Sie den Bewegungsablauf des Drehens zur rechten Seite.

Vestibularprogramm im Sitzen – Stufe 1 – Übungsdauer ca. 6–10 Wochen

Übung 1

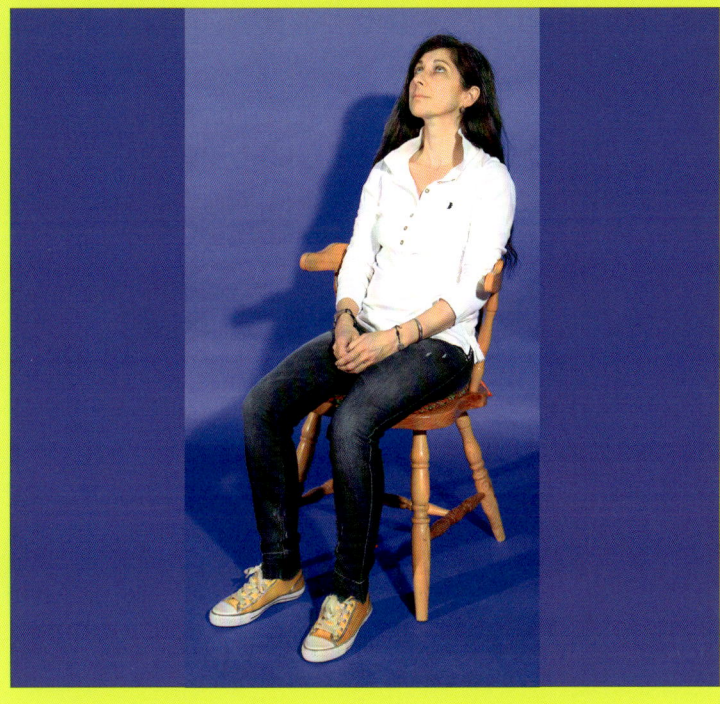

Sie sitzen, Ihre Augen sind geöffnet.
Ihr Kopf ist mittig, Sie schauen geradeaus.

Langsam und behutsam bewegen Sie Ihre Stirn in Richtung Decke.
Bleiben Sie einen Augenblick in dieser Position.
Langsam und sanft senken Sie Ihren Kopf bis Ihr Kinn in Richtung Brustbein zeigt.
Bleiben Sie einen Augenblick in dieser Position.
Bewegen Sie Ihren Kopf langsam zurück in die Ausgangsposition.
Bleiben Sie noch einen Moment sitzen, ehe Sie aufstehen.

Übung 2

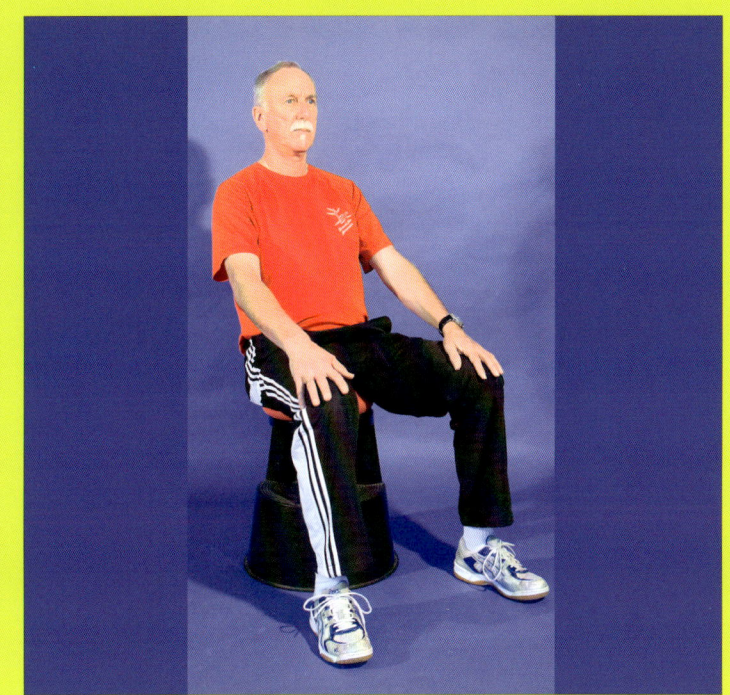

Sie sitzen ohne sich anzulehnen.
Der Kopf ist mittig, Ihre Augen sind geöffnet.

Sehr langsam bewegen Sie den gestreckten Oberkörper nach vorn – der Kopf bleibt dabei in der Verlängerung der Wirbelsäule.
Bleiben Sie einige Sekunden in dieser Stellung.
Bewegen Sie den Oberkörper über die Mittellinie hinweg nach hinten, sodass Sie sich nun mit dem gestreckten Oberkörper hinter der Mittellinie befinden.
Bleiben Sie einige Sekunden in dieser Stellung.
Bewegen Sie den Oberkörper über die Mittellinie hinweg langsam nochmals nach vorn. Bleiben Sie einige Sekunden in dieser Stellung.
Führen Sie den Oberkörper langsam zurück zur Ausgangsposition.
Bleiben Sie noch einen Moment sitzen, ehe Sie aufstehen.

Übung 3

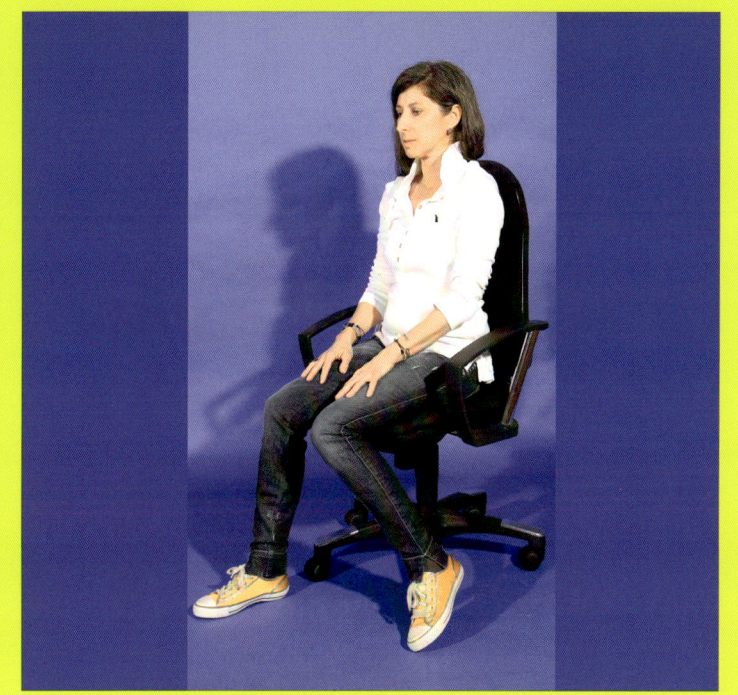

Sie sitzen auf einem Drehstuhl.
Ihre Augen sind wahlweise geöffnet oder geschlossen.

Sehr langsam drehen Sie sich mit Ihrem Drehstuhl eine viertel Runde zu einer Seite.
Stoppen Sie und bleiben Sie einige Sekunden in dieser Position.
Sehr langsam drehen Sie sich mit Ihrem Drehstuhl zurück zur Ausgangsposition.
Stoppen Sie und bleiben Sie auch einige Sekunden in dieser Position.
Bleiben Sie noch einen Moment sitzen, ehe Sie aufstehen.

Übung 4

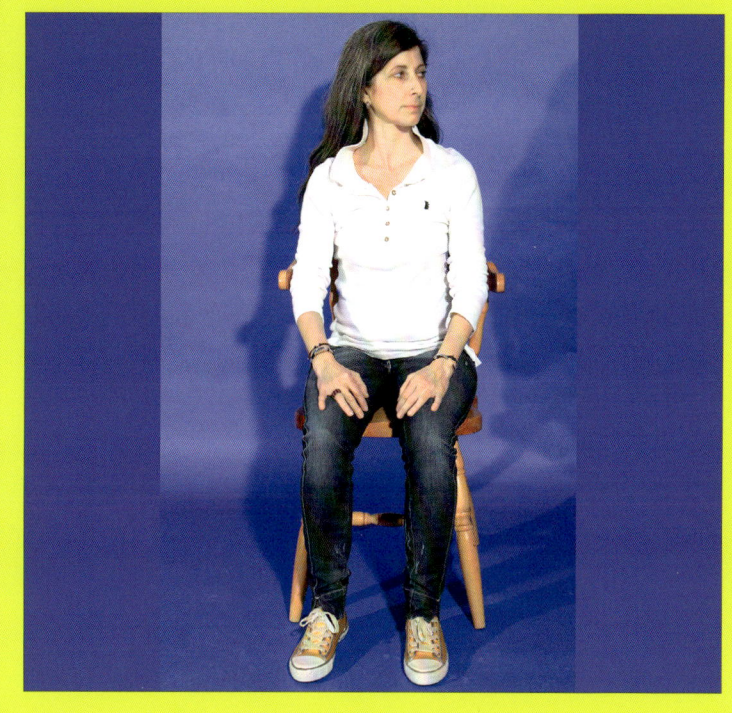

Sie sitzen, Ihre Augen sind geöffnet.
Ihr Kopf ist mittig, Sie schauen geradeaus.

Sehr langsam drehen Sie Ihren Kopf zur Seite.
Bleiben Sie einige Sekunden in dieser Position.
Langsam drehen Sie Ihren Kopf zur anderen Seite.
Bleiben Sie einige Sekunden in dieser Position.
Drehen Sie Ihren Kopf langsam zurück zur ersten Seite.
Bleiben Sie einige Sekunden in der Position.
Drehen Sie Ihren Kopf langsam zurück zur Mitte.
Bleiben Sie noch einen Moment sitzen, ehe Sie aufstehen.

Vestibularprogramm im Sitzen – Stufe 2 – Übungsdauer ca. 6–10 Wochen

Übung 1

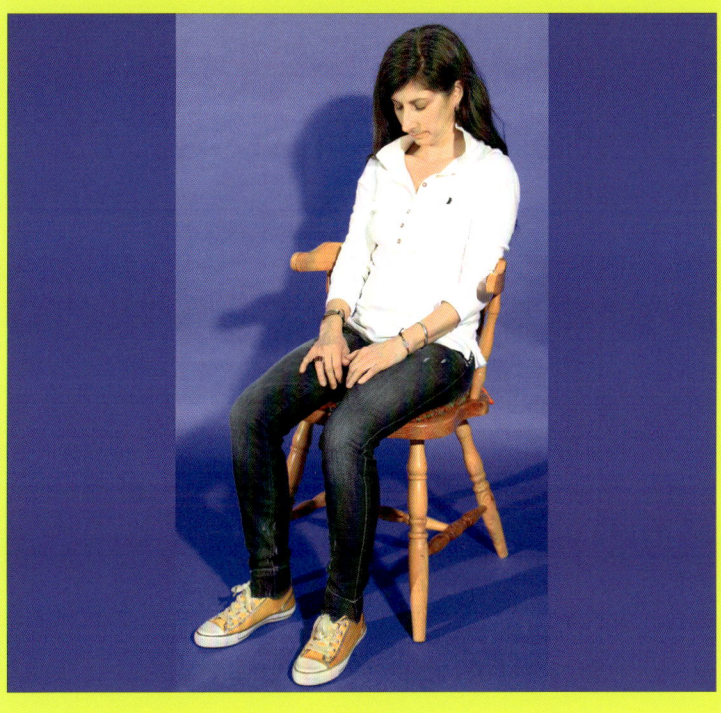

Sie sitzen, Ihr Kopf ist mittig.
Sie schauen geradeaus.
Sie schließen Ihre Augen.

Langsam und behutsam bewegen Sie Ihre Stirn in Richtung Decke.
Bleiben Sie einen Augenblick in dieser Position.
Langsam und sanft senken Sie Ihren Kopf bis Ihr Kinn in Richtung Brustbein zeigt.
Bleiben Sie einen Augenblick in dieser Position.
Bewegen Sie Ihren Kopf langsam zurück in die Ausgangsposition.

Öffnen Sie Ihre Augen.
Bleiben Sie noch einen Moment sitzen, ehe Sie aufstehen.
Machen Sie eine Augenentspannung.

Übung 2

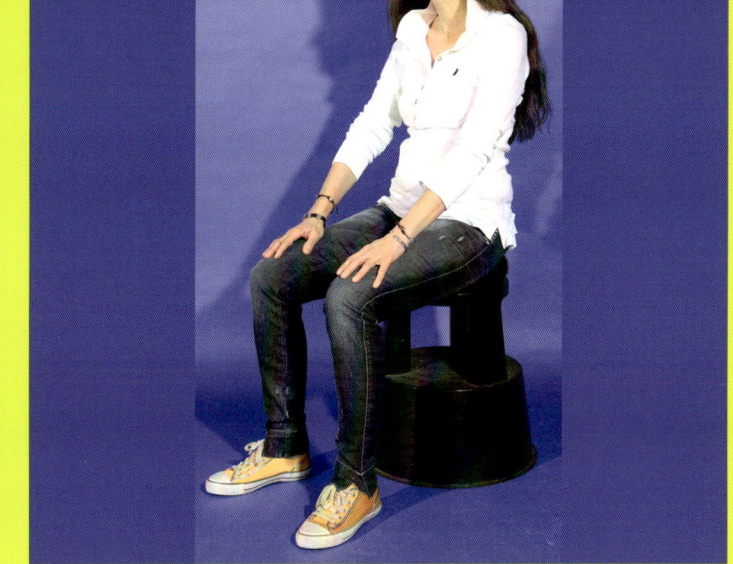

Sie sitzen ohne sich anzulehnen.
Der Kopf ist mittig.
Ihre Augen sind geschlossen.

Sehr langsam bewegen Sie den gestreckten Oberkörper nach vorn – der Kopf bleibt dabei in der Verlängerung der Wirbelsäule. Bleiben Sie einige Sekunden in dieser Stellung.
Bewegen Sie den Oberkörper über die Mittellinie hinweg nach hinten, sodass Sie sich nun mit dem gestreckten Oberkörper hinter der Mittellinie befinden. Bleiben Sie einige Sekunden in dieser Stellung.
Bewegen Sie den Oberkörper über die Mittellinie hinweg langsam nochmals nach vorn. Bleiben Sie einige Sekunden in dieser Stellung.
Führen Sie den Oberkörper langsam zurück zur Ausgangsposition. Öffnen Sie Ihre Augen. Bleiben Sie noch einen Moment sitzen, ehe Sie aufstehen.
Machen Sie eine Augenentspannung.

Übung 3

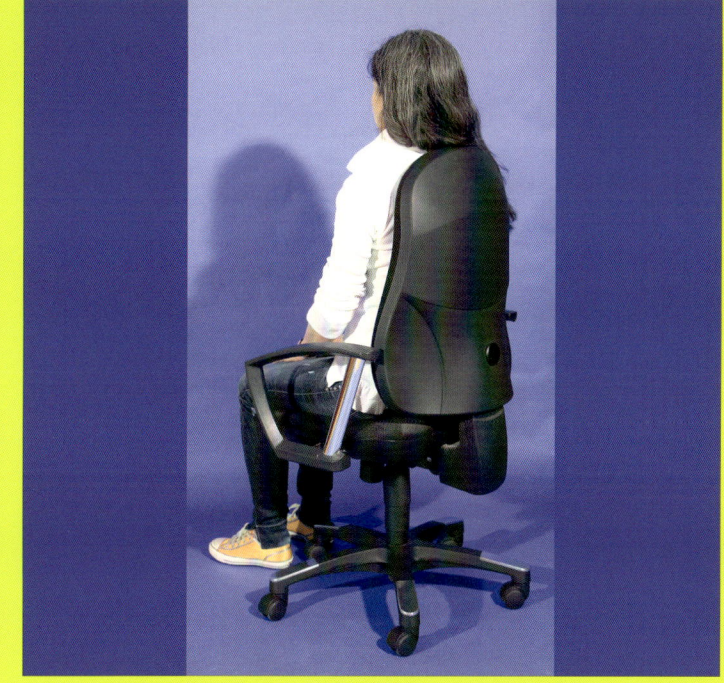

Sie sitzen auf einem Drehstuhl.
Ihre Augen sind wahlweise geöffnet oder geschlossen.

Sehr langsam drehen Sie sich mit Ihrem Drehstuhl eine halbe Drehung zu einer Seite.
Stoppen Sie und bleiben Sie einige Sekunden in dieser Position.
Sehr langsam drehen Sie sich mit Ihrem Drehstuhl zurück zur Ausgangsposition.
Stoppen Sie und bleiben Sie auch einige Sekunden in dieser Position.
Bleiben Sie noch einen Moment sitzen, ehe Sie aufstehen.

Übung 4

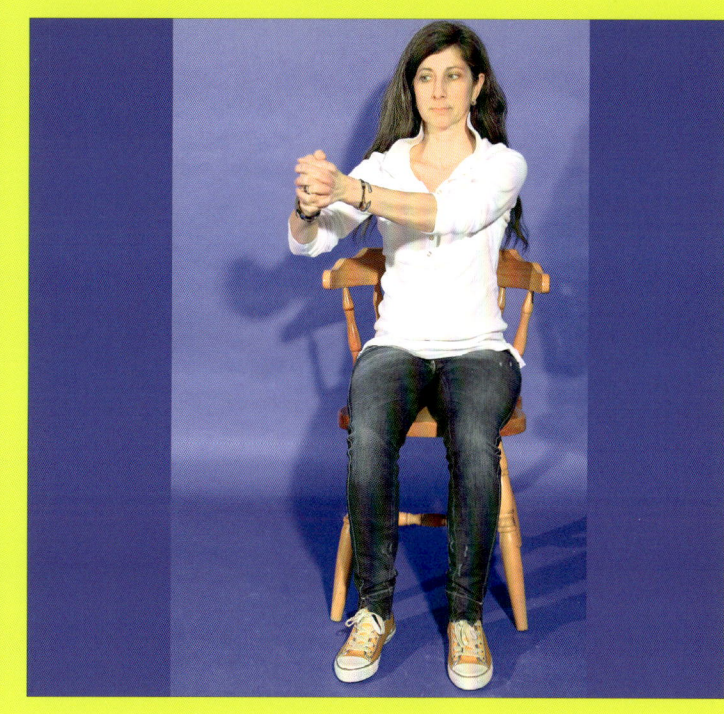

Sie sitzen, Ihre Augen sind geöffnet. Ihre Hände sind in Augenhöhe verschränkt. Ihre Daumen liegen direkt übereinander, sodass Sie den oberen Daumen fokussieren können. Sie halten die Hände im Leseabstand

Langsam führen Sie die verschränkten Hände nach rechts. Die Augen folgen, der Kopf wird nicht mitbewegt. Behalten Sie die Augen einen Moment in dieser Blickrichtung.
Langsam bewegen Sie Ihre Hände über die Mittellinie nach links, die Augen folgen, der Kopf wird nicht mitbewegt.
Behalten Sie die Augen einen Moment in dieser Blickrichtung.
Führen Sie Hände und Augen langsam zur Mittellinie zurück.
Bleiben Sie noch einen Moment sitzen, ehe Sie aufstehen.
Machen Sie eine Augenentspannung.

Vestibularprogramm im Sitzen – Stufe 3 – Übungsdauer ca. 6 – 10 Wochen

Übung 1	Übung 2	Übung 3	Übung 4

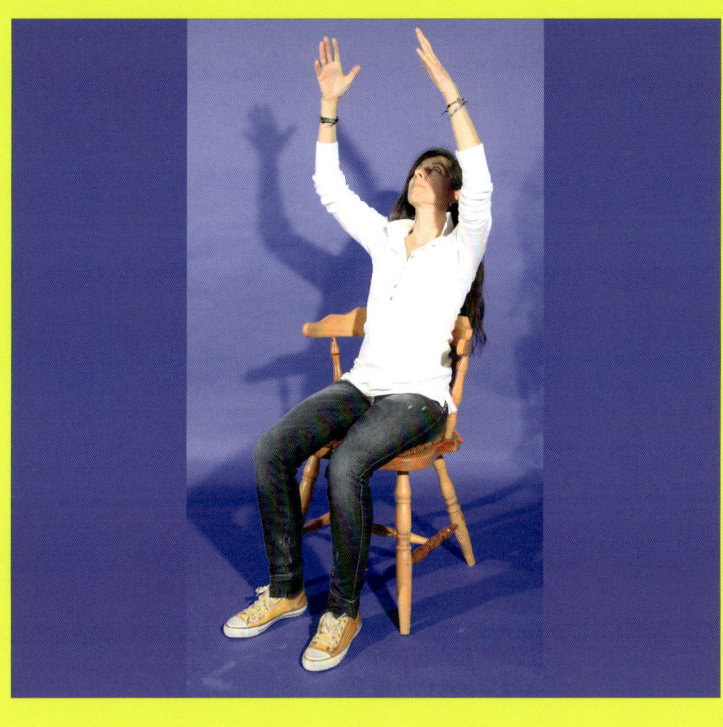

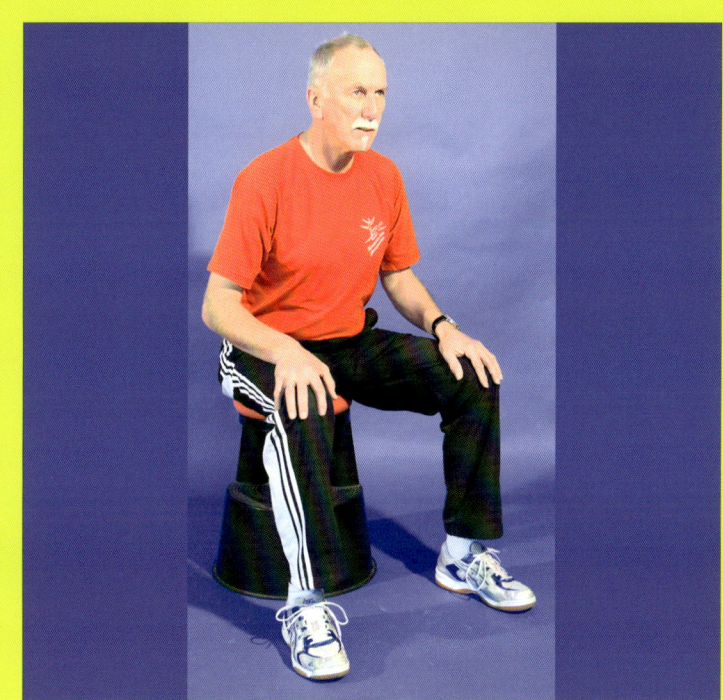

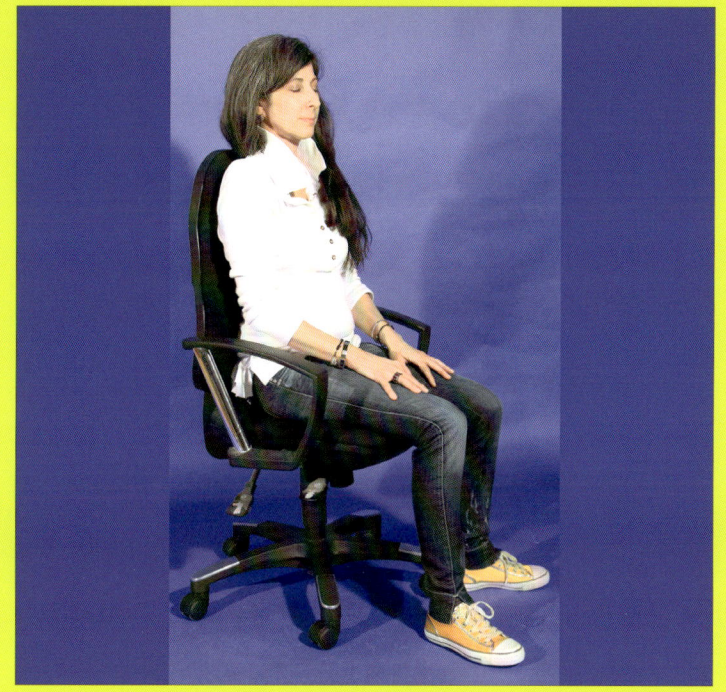

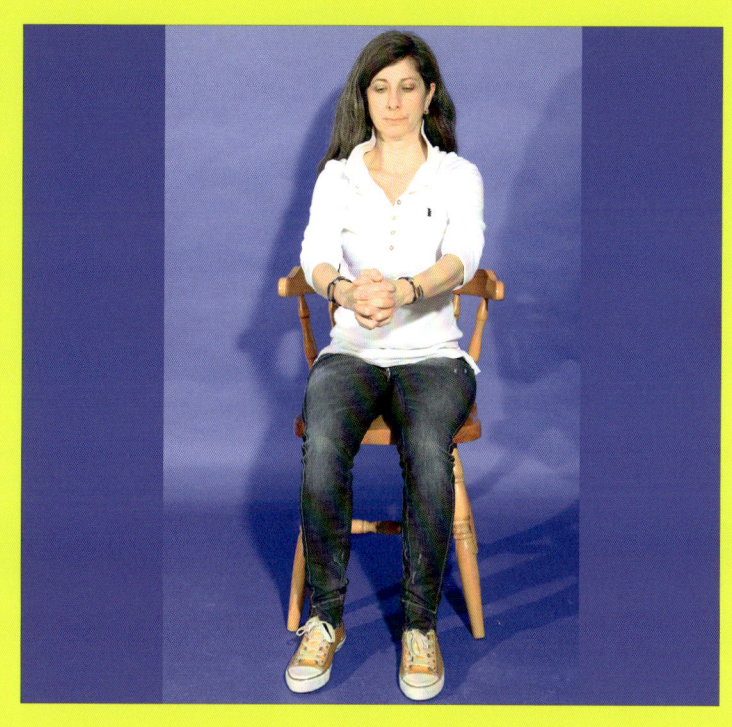

Übung 1

Sie sitzen, der Kopf ist mittig.
Ihre Augen sind geöffnet.
Ihre Hände liegen zwischen Ihren Oberschenkeln, die Daumen zeigen nach oben.
Ihr Blick ruht auf den Daumen.

Langsam und sanft bewegen Sie gleichzeitig Ihre Arme und Ihr Kinn in Richtung Decke. Während der Bewegung blicken die Augen auf die Daumen. Öffnen Sie nun die Arme, sodass diese einen offenen Kreis bilden können. Bleiben Sie einige Sekunden in dieser Position.
Langsam bewegen Sie die Daumen wieder zusammen. Ihre Augen schauen auf die Daumen. Führen Sie Arme und Kopf sanft zurück in die Ausgangsposition.
Heben Sie den Kopf langsam an, schauen Sie geradeaus.
Bleiben Sie noch einen Moment sitzen, ehe Sie aufstehen.
Machen Sie eine Augenentspannung.

Übung 2

Sie sitzen, ohne sich anzulehnen.
Der Kopf ist mittig, Sie fixieren mit den Augen einen Gegenstand, der sich Ihnen gegenüber befindet.
Sehr langsam bewegen Sie den gestreckten Oberkörper nach vorn, die Augen fixieren weiter den gegenüber befindlichen Gegenstand. Bleiben Sie einige Sekunden in dieser Stellung.
Bewegen Sie den Oberkörper über die Mittellinie hinweg nach hinten, sodass Sie sich nun mit dem gestreckten Oberkörper hinter der Mittellinie befinden. Fixieren Sie den Gegenstand weiter. Bleiben Sie einige Sekunden in dieser Stellung.
Bewegen Sie den Oberkörper über die Mittellinie hinweg langsam nochmals nach vorn, fixieren Sie den Gegenstand weiter. Bleiben Sie einige Sekunden in dieser Stellung. Führen Sie den Oberkörper langsam zurück zur Ausgangsposition.
Bleiben Sie noch einen Moment sitzen, ehe Sie aufstehen.
Machen Sie eine Augenentspannung.

Übung 3

Sie sitzen auf einem Drehstuhl.
Ihre Augen sind wahlweise geöffnet oder geschlossen.

Sehr langsam drehen Sie sich mit Ihrem Drehstuhl eine dreiviertel Drehung zu einer Seite.
Stoppen Sie und bleiben Sie einige Sekunden in dieser Position.
Sehr langsam drehen Sie sich mit Ihrem Drehstuhl zurück zur Ausgangsposition.
Stoppen Sie und bleiben Sie auch einige Sekunden in dieser Position.
Bleiben Sie noch einen Moment sitzen, ehe Sie aufstehen.

Übung 4

Sie sitzen. Ihre Augen sind geöffnet. Ihre Hände sind in Augenhöhe verschränkt. Ihre Daumen liegen direkt übereinander, sodass Sie den oberen Daumen fokussieren können. Sie halten die Hände im Leseabstand

Langsam machen Sie zuerst die Bewegungsfolge aus Stufe 2.
Danach führen Sie Ihre Hände langsam nach oben in Richtung Decke, die Augen folgen, der Kopf wird nicht mitbewegt.
Halten Sie die Augen einen Moment in dieser Blickrichtung.
Langsam werden die Daumen über die Mittellinie nach unten in Richtung Boden bewegt. Halten Sie die Augen einen Moment in dieser Blickrichtung.
Bewegen Sie Ihre Augen langsam zurück zur Mitte.
Bleiben Sie noch einen Moment sitzen, ehe Sie aufstehen.
Machen Sie eine Augenentspannung.

Vestibularprogramm im Sitzen – Stufe 4 – Übungsdauer ca. 6 – 10 Wochen

Übung 1	Übung 2	Übung 3	Übung 4

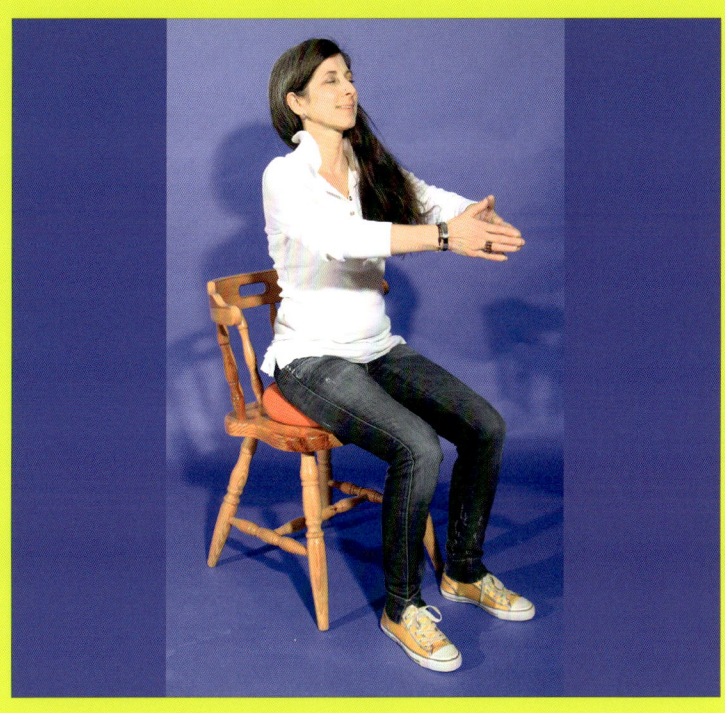 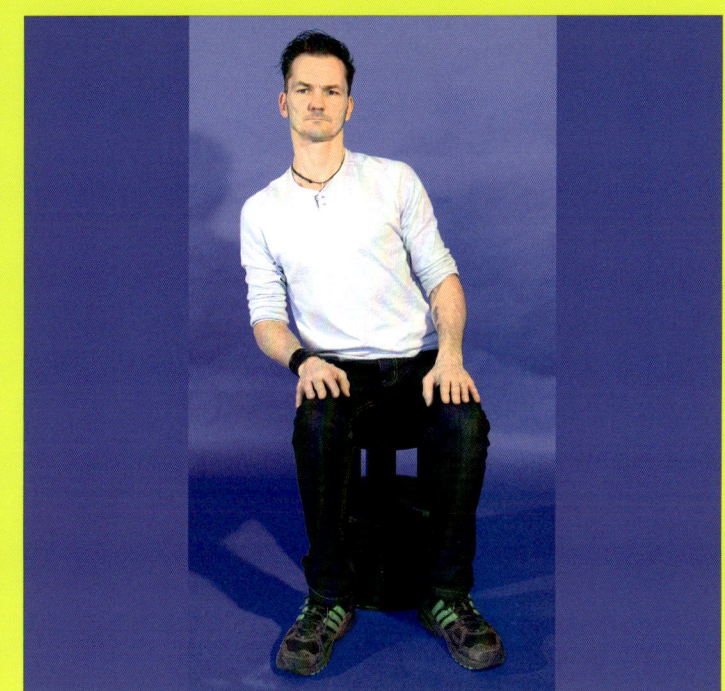 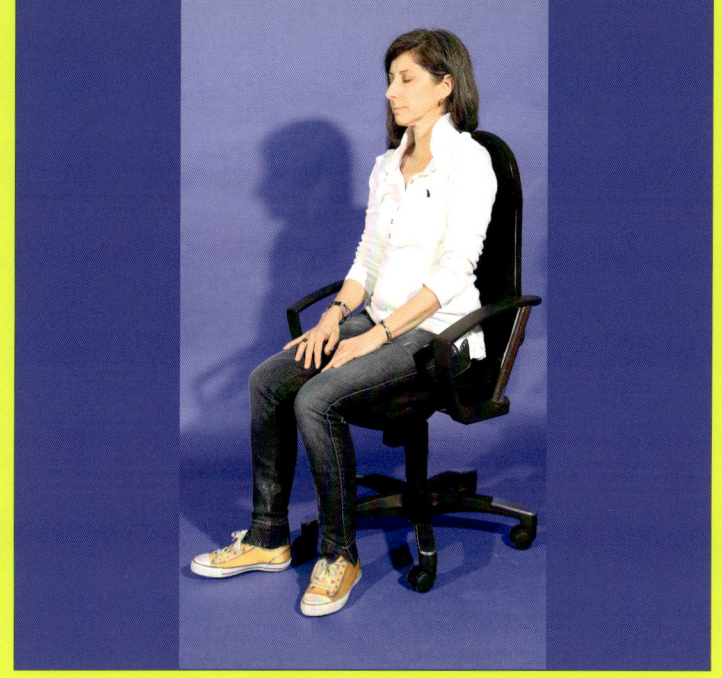 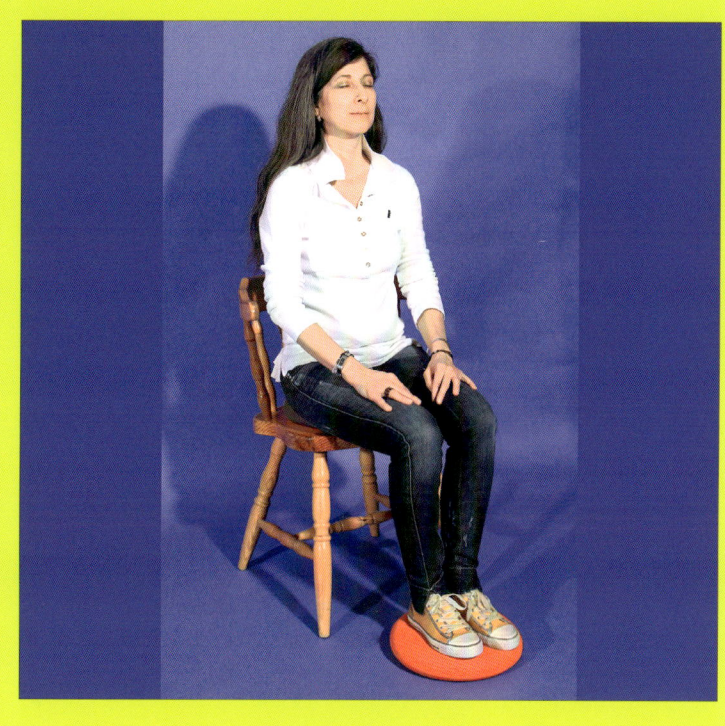

Übung 1

Sie sitzen auf einem Luftkissen.
Der Kopf ist leicht gesenkt. Ihre Hände liegen zwischen Ihren Oberschenkeln, die Daumen zeigen nach oben.
Sie schließen Ihre Augen.

Langsam und sanft bewegen Sie gleichzeitig Ihre Arme und Ihr Kinn in Richtung Decke. Ihre Augen verfolgen die Bewegung der Daumen unter den geschlossenen Lidern.
Öffnen Sie nun die Arme, sodass diese einen offenen Kreis bilden können.
Bleiben Sie einige Sekunden in dieser Position.
Arme und Kinn werden zurück zur Ausgangsposition geführt. Ihre Augen verfolgen das langsame Zurückführen der Daumen unter den geschlossenen Lidern.
Heben Sie den Kopf langsam an, öffnen Sie die Augen.
Bleiben Sie noch einen Moment sitzen, ehe Sie aufstehen.
Machen Sie eine Augenentspannung.

Übung 2

Sie sitzen, ohne sich anzulehnen.
Der Kopf ist mittig, Sie fixieren mit den Augen einen Gegenstand, der sich Ihnen gegenüber befindet.

Sehr langsam machen Sie zuerst die Bewegungsfolge aus Stufe 3.
Danach bewegen Sie den gestreckten Oberkörper nach rechts, die Augen fixieren weiter den gegenüber befindlichen Gegenstand.
Bleiben Sie einige Sekunden in dieser Stellung.
Bewegen Sie den Oberkörper über die Mittellinie hinweg nach links, die Augen fixieren weiter den Gegenstand.
Bleiben Sie einige Sekunden in dieser Stellung. Bewegen Sie den Oberkörper langsam nochmals nach rechts, fixieren Sie den Gegenstand. Bleiben Sie einige Sekunden in dieser Stellung.
Kommen Sie langsam zurück zur Ausgangsposition. Bleiben Sie noch einen Moment sitzen, ehe Sie aufstehen.

Übung 3

Sie sitzen auf einem Drehstuhl.
Ihre Augen sind geschlossen.

Sehr langsam drehen Sie sich mit Ihrem Drehstuhl eine ganze Drehung zu einer Seite.
Stoppen Sie und bleiben Sie einige Sekunden in dieser Position.
Sehr langsam drehen Sie sich mit Ihrem Drehstuhl zurück zur Ausgangsposition.
Stoppen Sie und bleiben Sie auch einige Sekunden in dieser Position.
Bleiben Sie noch einen Moment sitzen, ehe Sie aufstehen.
Machen Sie eine Augenentspannung.

Übung 4

Sie sitzen, Ihr Kopf ist mittig.
Ihre Augen sind geschlossen.
Die Füße stehen auf einem Luftkissen.

Langsam bewegen Sie Ihre Augen unter den geschlossenen Lidern nach rechts, verweilen Sie dort einen kurzen Moment.
Bewegen Sie die Augen nun unter den geschlossenen Lidern langsam über die Körpermittellinie nach links.Verweilen Sie dort einen kurzen Moment.
Führen Sie die Augen langsam zur Mitte zurück.
Bewegen Sie Ihre Augen unter den geschlossenen Lidern in Richtung Decke, verweilen Sie dort einen kurzen Moment.
Bewegen Sie die Augen nun unter den geschlossenen Lidern langsam in Richtung Boden, verweilen Sie dort einen kurzen Moment.
Führen Sie die Augen zurück zur Mitte.
Öffnen Sie die Augen.
Machen Sie eine Augenenspannung.

Übung 1	Übung 2	Übung 3	Übung 4

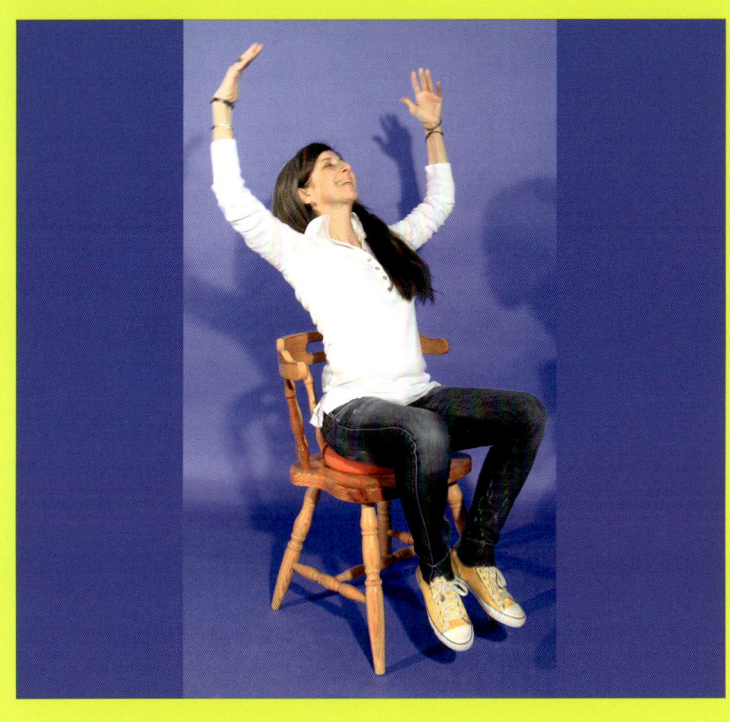

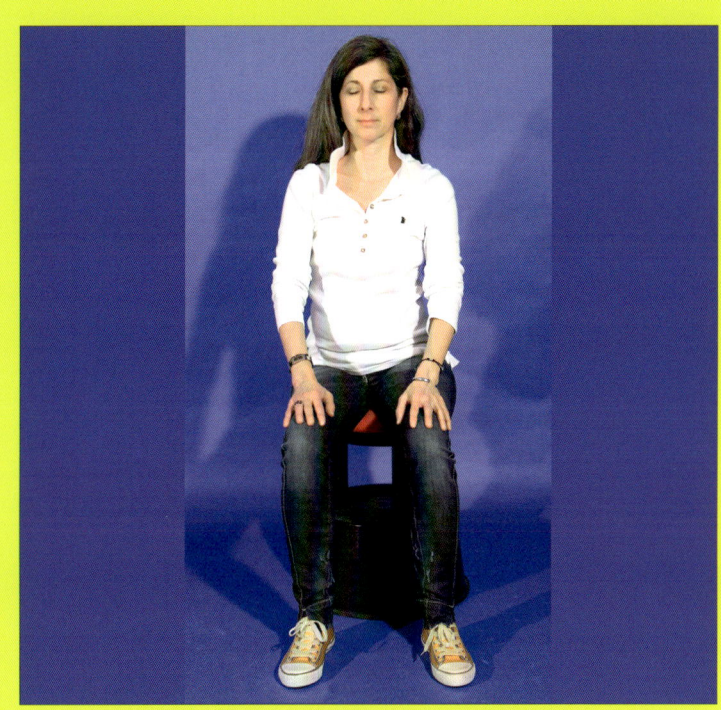

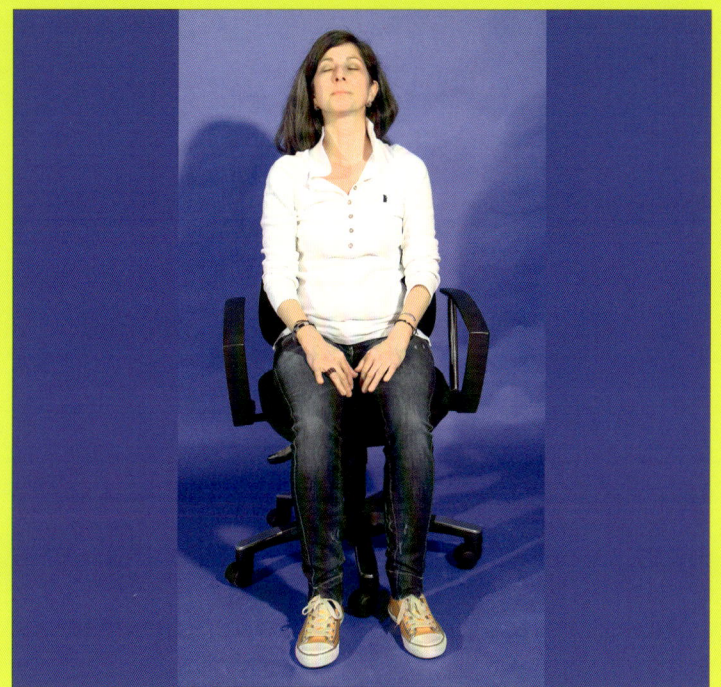

Übung 1

Sie sitzen auf einem Luftkissen.
Die Füße stehen auf dem Boden.
Der Kopf ist leicht gesenkt. Ihre Hände liegen zwischen Ihren Oberschenkeln, die Daumen zeigen nach oben.
Sie schließen Ihre Augen.

Langsam und sanft machen Sie die Bewegungsfolge aus Stufe 4.
Ihre Füße heben sich während des Bewegungsablaufes leicht vom Boden ab.
Ihre Augen verfolgen die Bewegung der Daumen unter den geschlossenen Lidern.

Öffnen Sie die Augen.
Bleiben Sie noch einen Moment sitzen, ehe Sie aufstehen.
Machen Sie eine Augenentspannung.

Übung 2

Auf Ihrem Stuhl liegt ein Luftkissen.
Sie sitzen, ohne sich anzulehnen.
Der Kopf ist mittig. Sie fixieren mit den Augen einen Gegenstand, der sich Ihnen gegenüber befindet.
Sie schließen die Augen

Sehr langsam machen Sie die Bewegungsfolge aus Stufe 4, wobei Sie sich immer vorstellen, den Gegenstand, der sich gegenüber von Ihnen befindet, unter den geschlossenen Lidern zu fixieren.
Kommen Sie zurück in die Ausgangsposition, öffnen Sie Ihre Augen.
Machen Sie eine Augenentspannung.

Übung 3

Sie sitzen auf einem Drehstuhl.
Ihre Augen sind geschlossen.

Sehr langsam drehen Sie sich mit Ihrem Drehstuhl eine ganze Drehung zu einer Seite.
Stoppen Sie und bleiben Sie einige Sekunden in dieser Position.
Sehr langsam drehen Sie sich mit Ihrem Drehstuhl zurück zur Ausgangsposition.
Stoppen Sie und bleiben Sie auch einige Sekunden in dieser Position.
Sanft und langsam bewegen Sie Ihr Kinn in Richtung Decke. Bleiben Sie einen Moment in dieser Position. Bewegen Sie Ihr Kinn langsam in Richtung Brustbein. Bleiben Sie einen Moment in dieser Position.
Bewegen Sie Ihren Kopf langsam in die Ausgangsposition
Machen Sie eine Augenentspannung.

Übung 4

Sie sitzen auf einem Luftkissen.
Ihr Kopf ist mittig.
Die Füße stehen auf einem zweiten Luftkissen.
Ihre Augen sind geschlossen.

Sie machen die Augenbewegungen aus Stufe 4 nun mit geschlossenen Augen und gleichzeitigen kleinen Tretbewegungen der Füße auf dem Luftkissen.
Die Tretbewegungen werden durchgehend, auch beim kurzen Verweilen der Augen in verschiedene Blickrichtungen, ausgeführt.

Wiederholen Sie den Bewegungsablauf bei Wunsch.

Öffnen Sie die Augen.
Machen Sie eine Augenentspannung.

Gleichgewichtsspiele mit dem Balance Board im Liegen und im Sitzen

Tiefes Atmen	Krokodildrehung	Halbmond	Baum

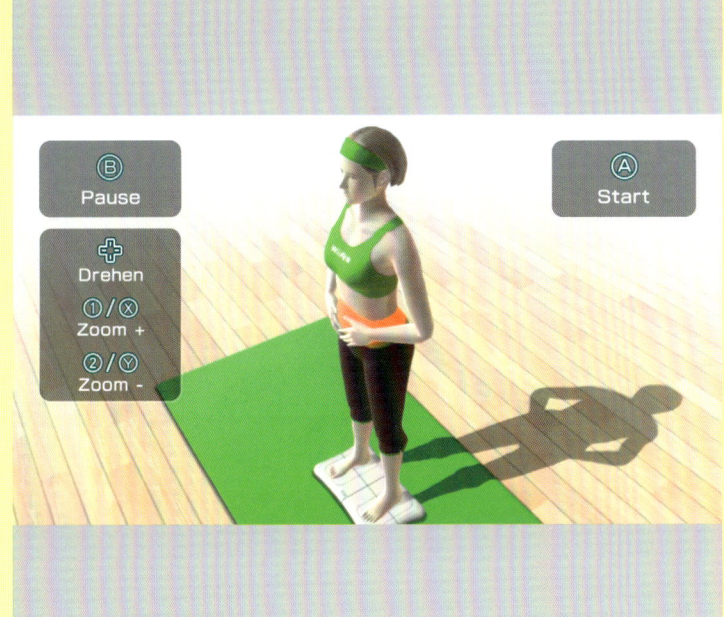 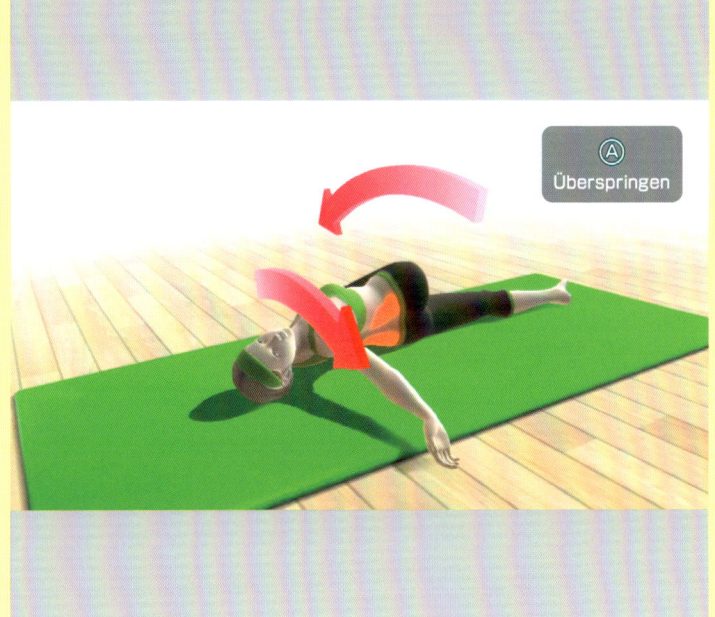 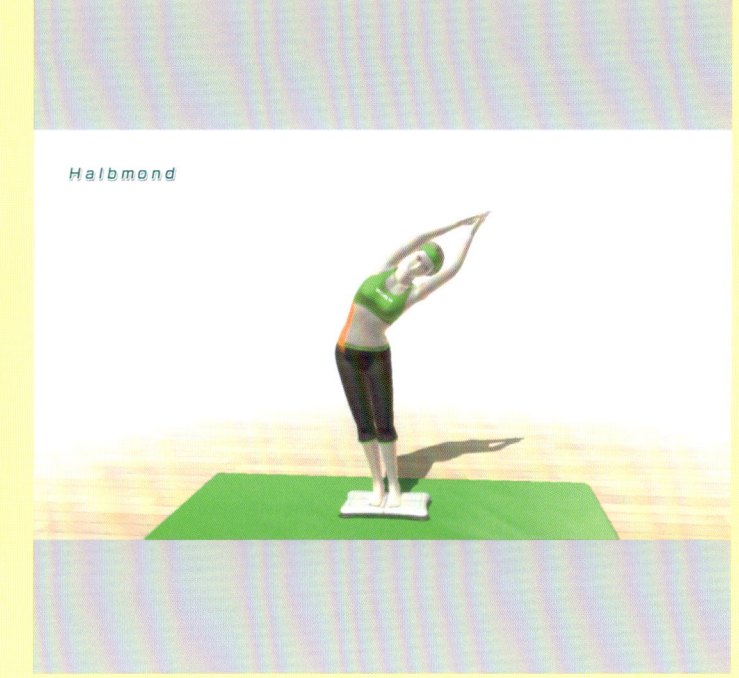 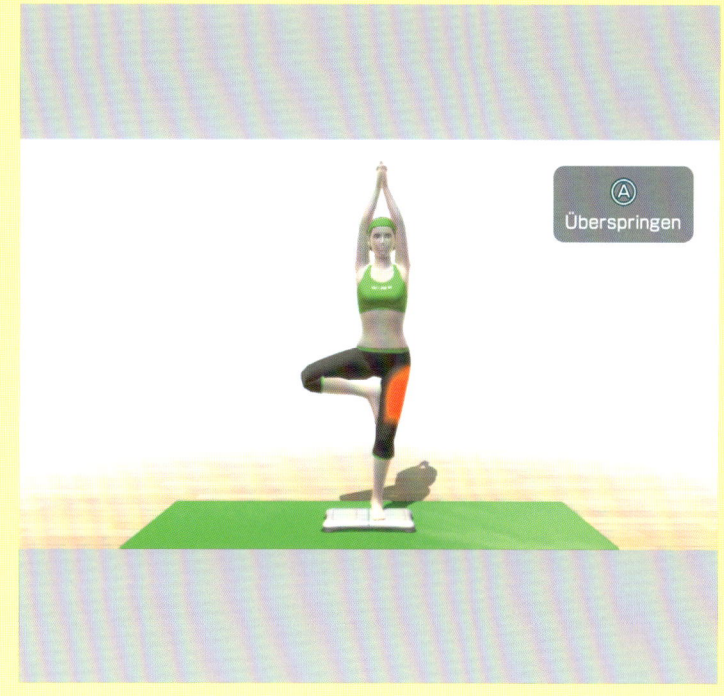

Tiefes Atmen

Diese Übung kann natürlich auch ohne Balance Board im Liegen ausgeführt werden.
Wählen Sie hierfür eine weiche Unterlage und lassen Sie sich dann von den Anweisungen des Programms leiten:
Hierbei legen Sie die Hände flach auf den Bauch und atmen langsam aus und ein.
Sie spüren der Bewegung Ihres Bauches nach. Ein blauer Kreis auf dem Bildschirm gibt Ihnen die Atemgeschwindigkeit vor: wenn er schrumpft, atmen Sie tief ein und wenn er sich erweitert, langsam wieder aus.

Krokodildrehung

Diese Übung wird im Liegen auf einer weichen Unterlage ohne Balance Board ausgeführt.
Hierbei strecken Sie die Arme seitlich aus, sodass Sie mit dem Körper eine T-Form bilden. Danach ziehen Sie das rechte Knie zum Bauch und greifen es mit der linken Hand, um es nach links zu ziehen.
Der rechte Arm bleibt gestreckt auf dem Boden liegen.
Sie schauen nach rechts und halten die Position bei gleichmäßigem Atmen, bis das Programm einen Wechsel anweist.
Dann wiederholen Sie den Bewegungsablauf auf der anderen Seite.

Halbmond

Für die sitzende Ausführung setzen Sie sich auf das Balance Board und stellen Ihre Füße geschlossen auf den Boden.
Sie heben dann die Arme so hoch wie möglich über den Kopf und schließen die Hände. Anschließend beugen Sie die Arme und den Oberkörper nach links, während Sie das Becken fest im Balance Board verankern.
Sie halten diese Position eine Weile und atmen dabei gleichmäßig ein und aus.
Das Programm zeigt Ihnen an, wie ruhig Sie die Position halten.
Abschließend kehren Sie einatmend in die Ausgangsposition zurück.
Diese Figur wird dann auf der anderen Seite wiederholt.

Baum

Für die sitzende Ausführung dieser Figur wird – zunächst – der rechte Fuß wie im halben Schneidersitz an den linken, inneren Oberschenkel gestemmt.
Der linke Fuß steht dabei mit leichtem Druck auf dem am Boden liegenden Balance Board.

Anschließend werden die Arme mit geschlossenen Händen hoch über den Kopf gestreckt, um den Rücken lang zu stecken.
Sie halten diese Position so lange, bis das Programm den Beinwechsel anweist.
Dann wird die Figur mit der anderen Seite wiederholt.

Augenentspannung

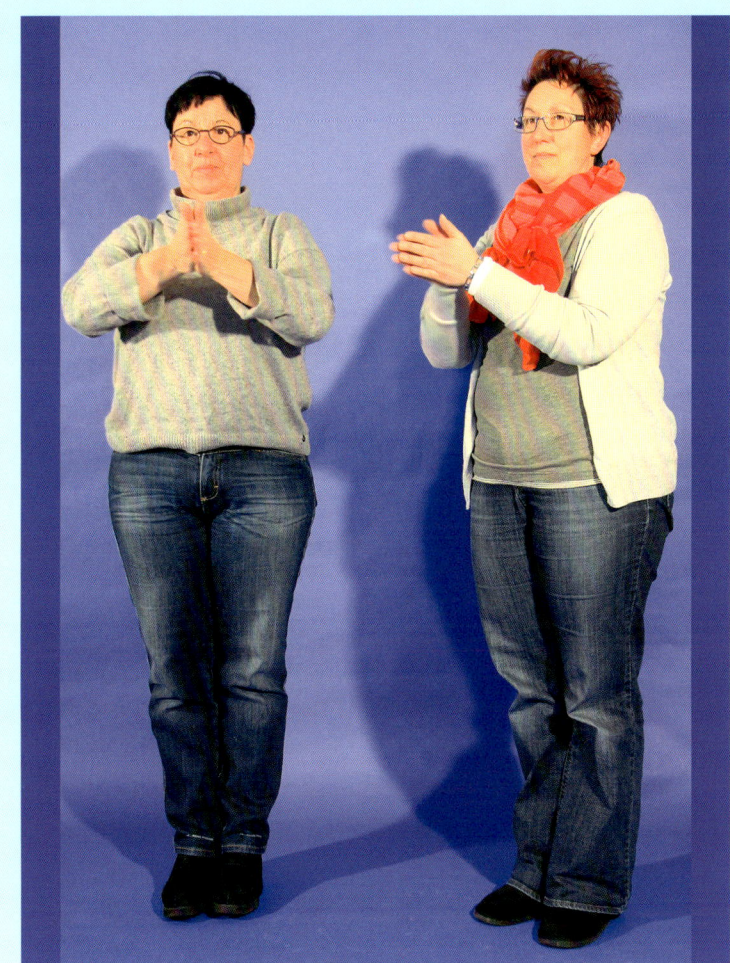

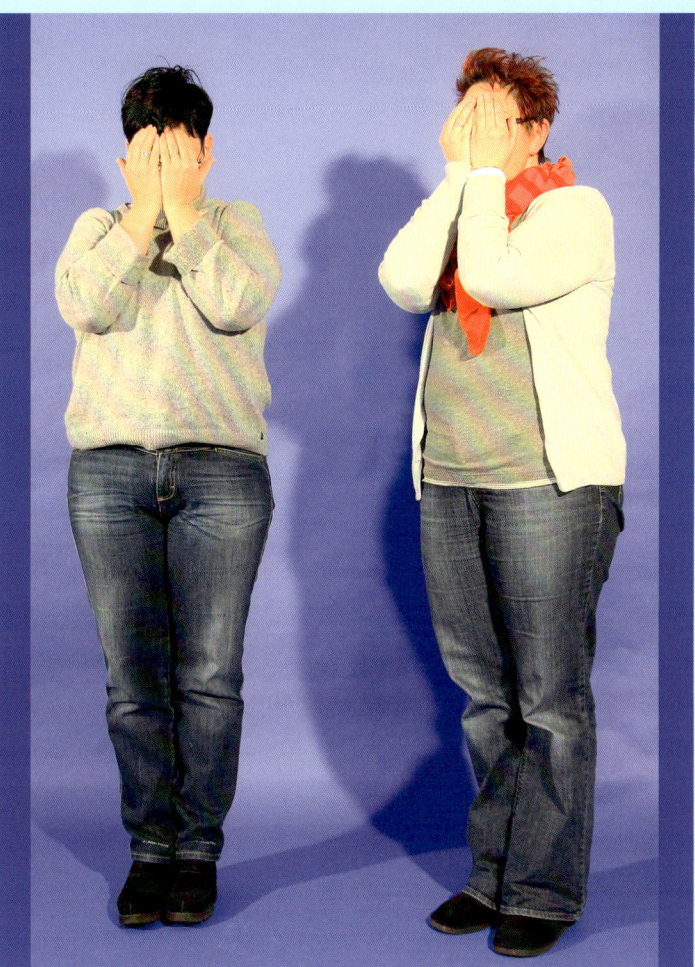

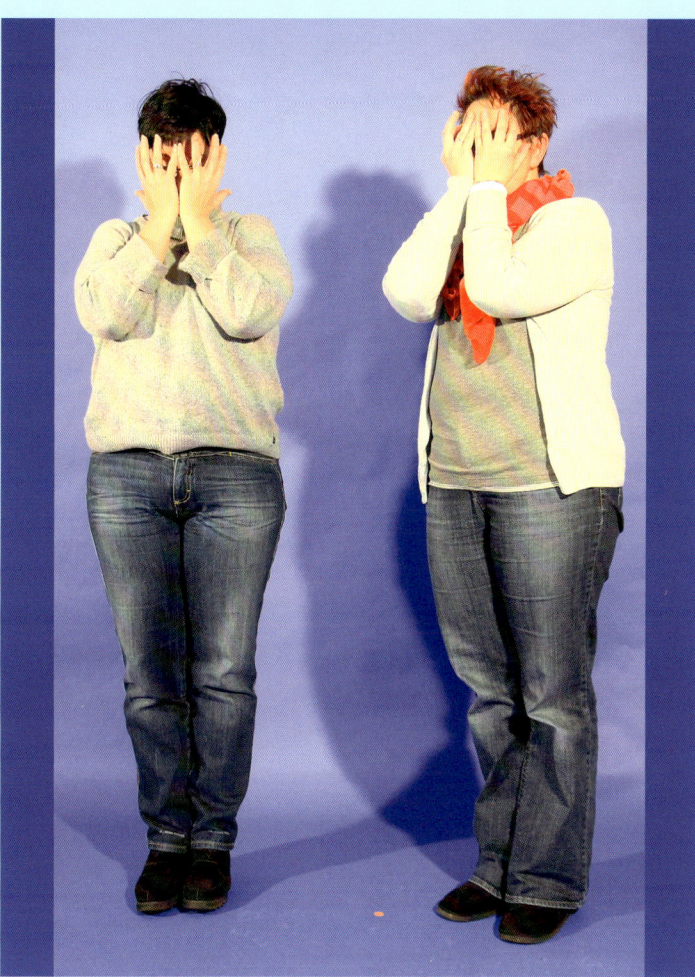

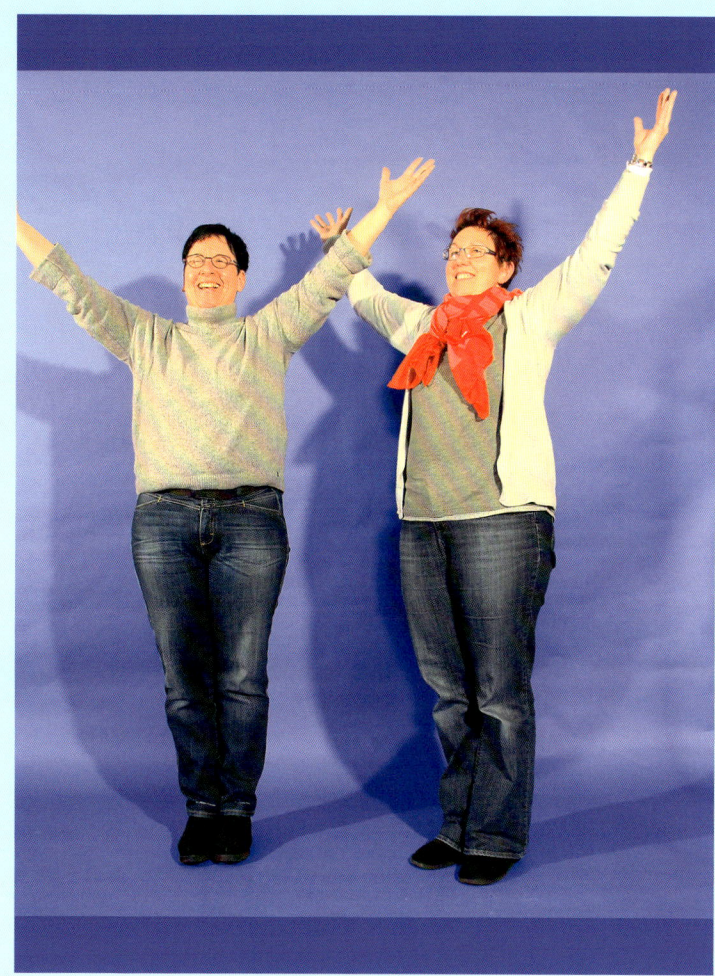

Hände reiben

Augen mit hohlen Händen bedecken

Augen schließen

... blinzeln ...

Finger spreizen

... blinzeln ...

Arme strecken

... blinzeln ...

Augen öffnen

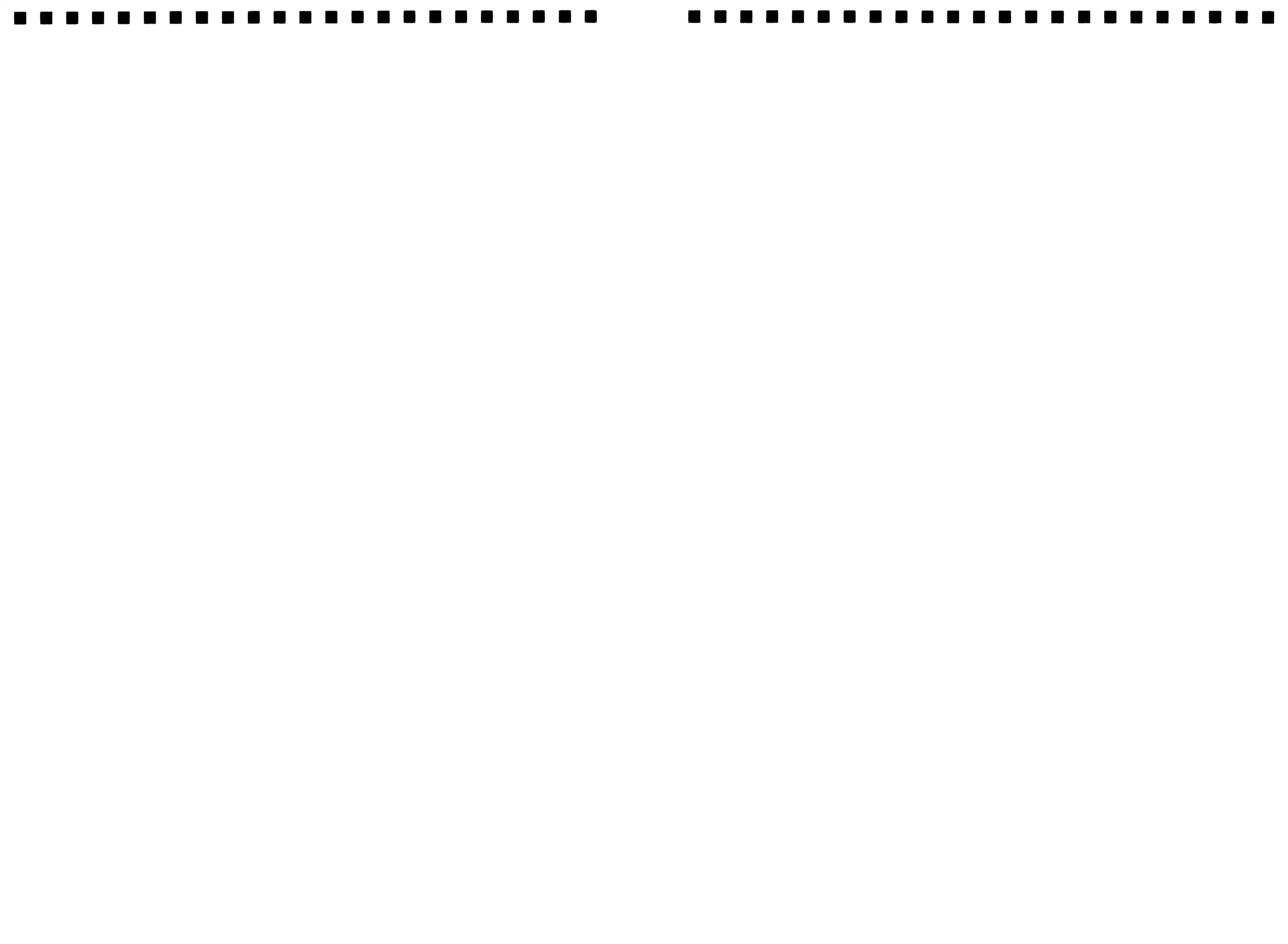

Vestibularprogramm im Stehen – Stufe 1 – Übungsdauer ca. 6 – 10 Wochen

Übung 1	Übung 2	Übung 3	Übung 4

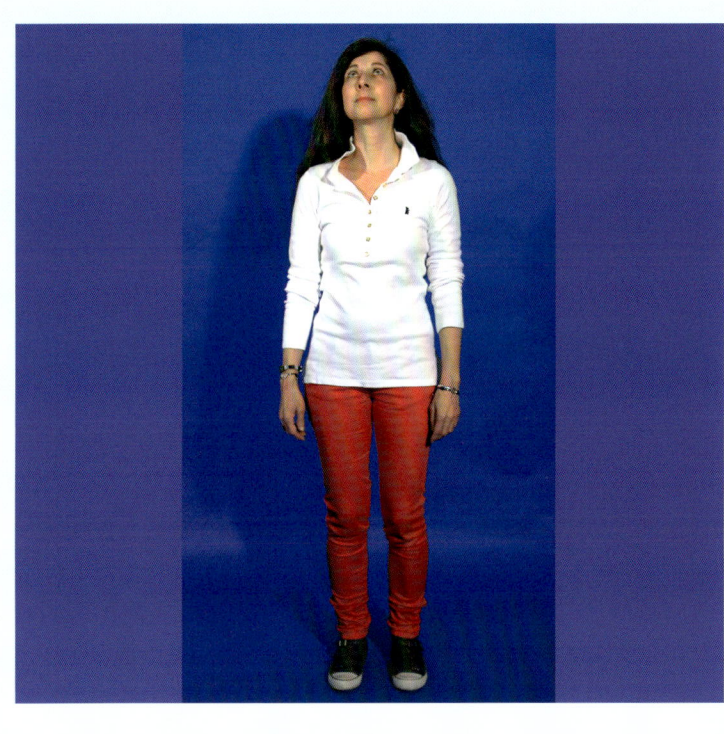 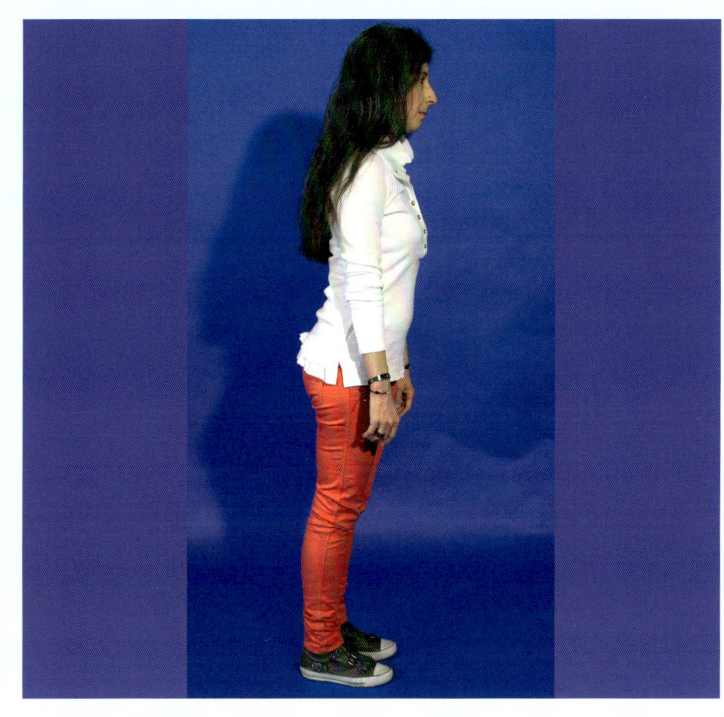 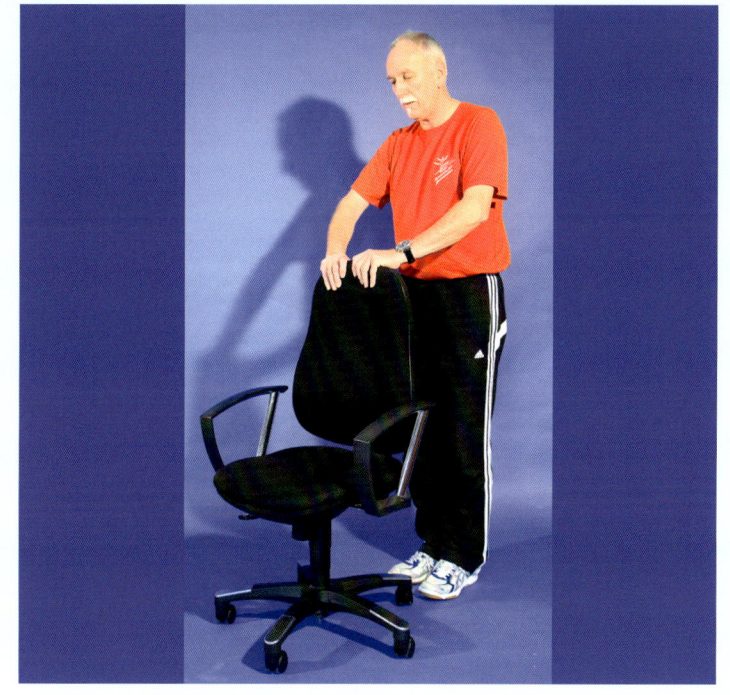 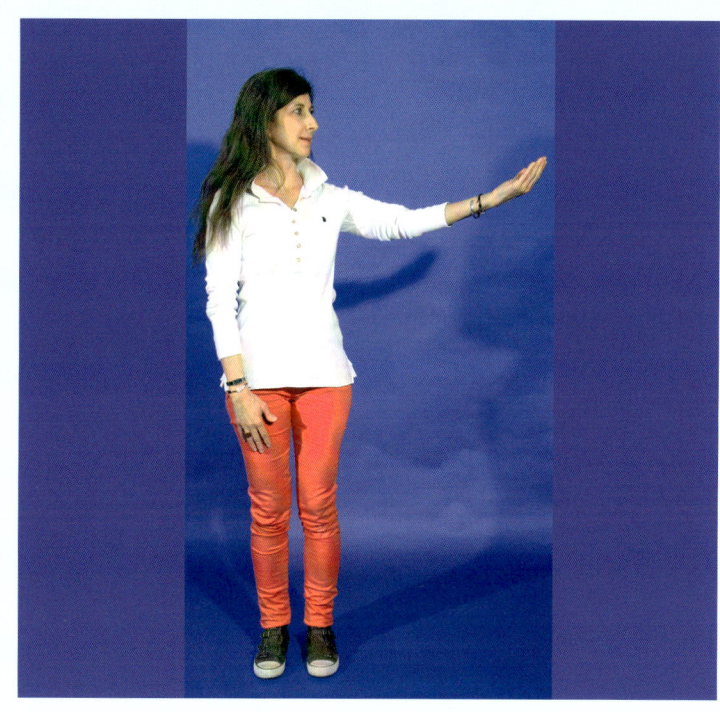

Übung 1

Sie stehen, Ihre Augen sind wahlweise geöffnet oder geschlossen.
Ihr Kopf ist mittig, sie schauen geradeaus.

Sehr langsam und sanft bewegen Sie Ihre Stirn in Richtung Decke.
Bleiben Sie einige Sekunden in dieser Position.
Langsam bewegen Sie Ihren Kopf zurück und neigen ihn nun sanft, sodass Ihr Kinn in Richtung Brustbein zeigt.
Bleiben Sie einige Sekunden in dieser Position.
Bewegen Sie Ihren Kopf langsam zurück in die Ausgangsposition.
Halten Sie sich bei der Übung fest, wenn Sie das Bedürfnis danach haben.

Übung 2

Sie stehen, der Kopf ist mittig.
Ihre Augen sind geöffnet.

Sehr langsam bewegen Sie den gestreckten Körper nach vorn. Der Kopf bleibt dabei aufrecht, sie schauen geradeaus. Bleiben Sie einige Sekunden in dieser Stellung.
Langsam wird der Körper über die Mittellinie hinweg nach hinten bewegt, sodass sich der gestreckte Köper hinter der Mittellinie befindet.
Halten Sie die Position einige Sekunden.
Bewegen Sie den Körper über die Mittellinie hinweg nochmals langsam nach vorn. Bleiben Sie einige Sekunden in dieser Stellung.
Führen Sie den Körper langsam zurück zur Ausgangsposition.
Halten Sie sich bei der Übung fest, wenn Sie das Bedürfnis danach haben.

Übung 3

Sie stehen hinter einem Drehstuhl und halten sich mit den Händen an der Rückenlehne fest.
Ihre Augen sind geöffnet.

Sehr langsam gehen Sie, den Stuhl drehend, eine halbe bis ganze Runde im Kreis herum.
Sie stoppen, schließen die Augen und zählen innerlich bis zehn.
Sie öffnen die Augen.
Sehr langsam gehen Sie, den Stuhl drehend, zu Ihrem Ausgangspunkt zurück.
Sie stoppen, schließen die Augen und zählen innerlich bis zehn.
Sie öffnen die Augen.
Halten Sie sich, wenn Sie das Bedürfnis danach haben, noch einen Moment nach Abschluss der Übung fest.

Übung 4

Sie stehen, Ihre Augen sind geöffnet.
Ihr Kopf ist mittig, sie schauen geradeaus.
Sie strecken den rechten Arm nach vorn aus, sodass die Handfläche nach oben schaut. Der linke Arme wird locker auf dem linken Oberschenkel abgelegt.

Langsam drehen Sie Arm, Kopf und Körper, soweit es Ihnen angenehm ist, nach rechts. Dabei schauen Sie in Ihre rechte Handfläche.
Bleiben Sie einen Augenblick in dieser Position.
Kommen Sie langsam zur Ausgangsposition zurück.
Senken Sie den rechten Arm, legen Sie ihn auf dem rechten Oberschenkel ab.
Sie strecken den linken Arm nach vorn aus und wiederholen den Bewegungsablauf zur linken Seite.

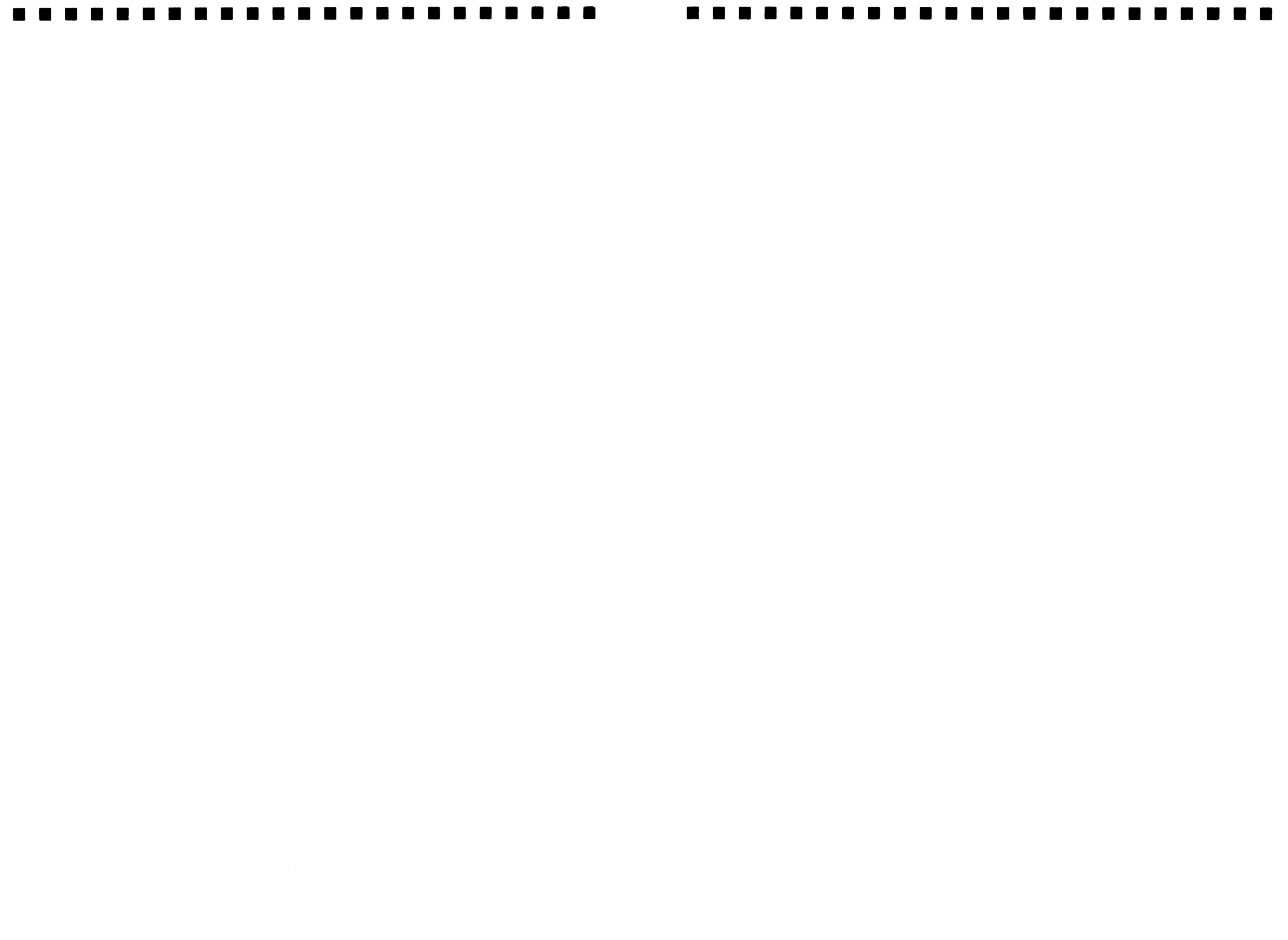

Vestibularprogramm im Stehen – Stufe 2 – Übungsdauer ca. 6–10 Wochen

Übung 1	Übung 2	Übung 3	Übung 4

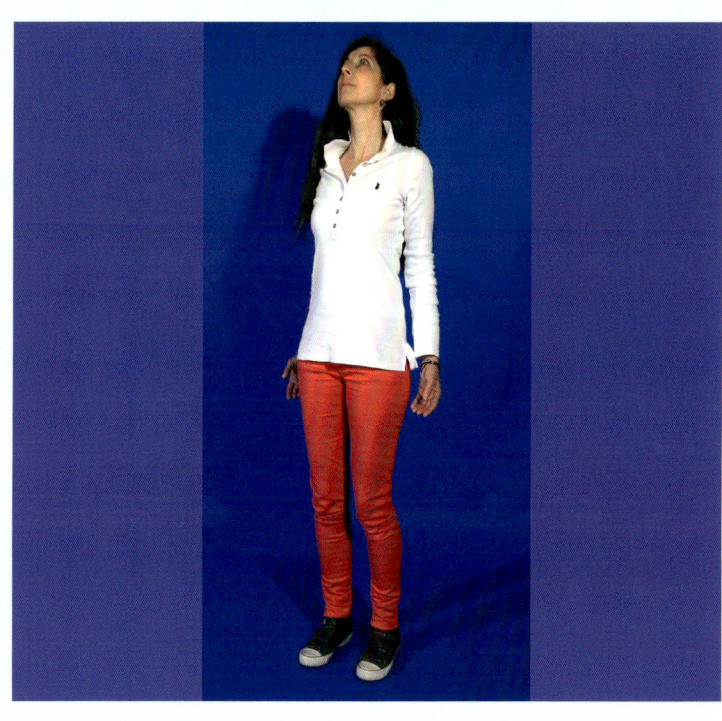 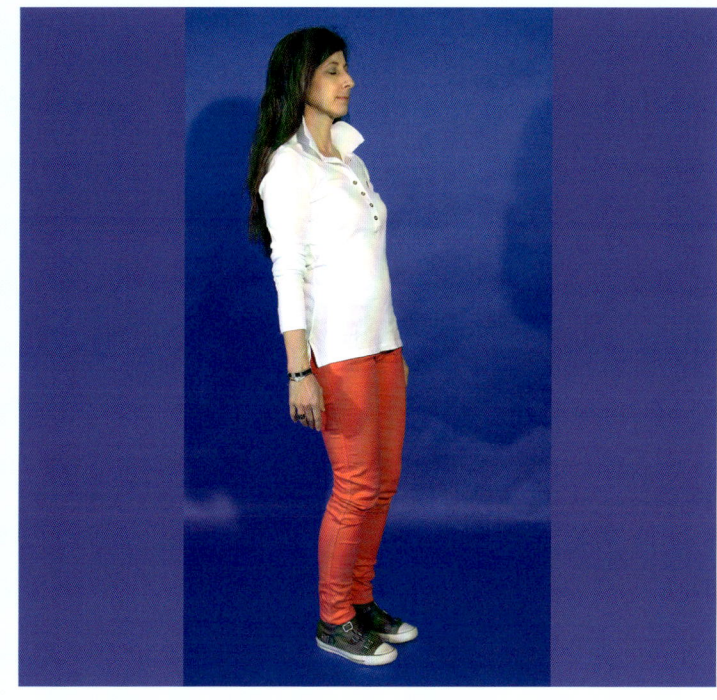 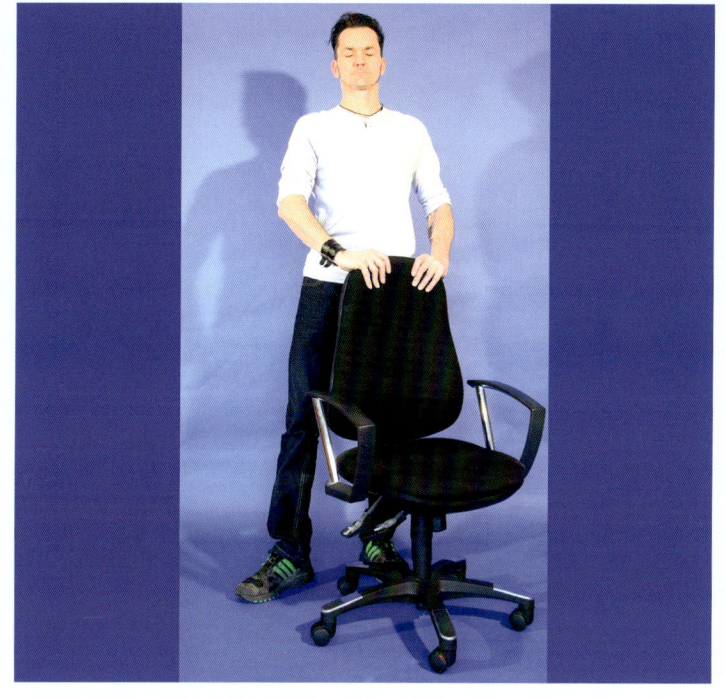 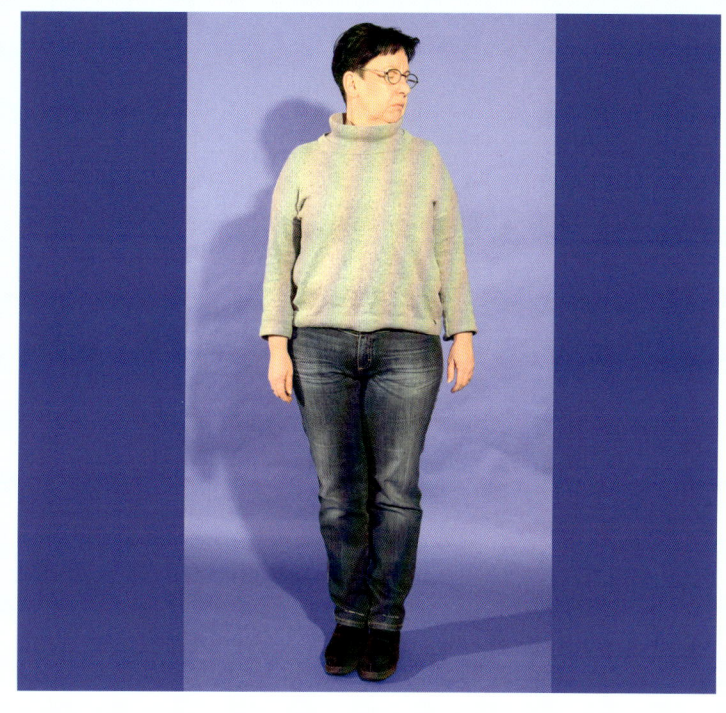

Übung 1

Sie stehen, Ihre Augen sind wahlweise geöffnet oder geschlossen. Ihr Kopf ist mittig, Sie schauen geradeaus. Ihre Arme hängen locker neben Ihrem Körper.

Langsam und sanft senken Sie Ihren Kopf, dabei rollen Sie Ihre Schultern und Arme leicht nach vorn. Die Handflächen zeigen jetzt nach hinten. Bleiben Sie einige Sekunden in dieser Position.
Langsam und sanft heben Sie Ihren Kopf an und rollen gleichzeitig Ihre Schultern und Arme leicht nach hinten. Ihre Stirn zeigt nun in Richtung Decke, Ihre Handflächen zeigen nach vorn. Bleiben Sie einige Sekunden in dieser Position.
Senken Sie nochmals den Kopf, rollen gleichzeitig Schultern und Arme nach vorn. Bleiben Sie einige Sekunden in dieser Position.
Kommen Sie langsam zurück in die Ausgangsposition.
Lehnen Sie sich bei der Übung an, wenn Sie das Bedürfnis danach haben.

Übung 2

Sie stehen, der Kopf ist mittig.
Ihre Augen sind geschlossen.

Sehr langsam bewegen Sie den gestreckten Körper nach vorn, der Kopf bleibt dabei aufrecht. Bleiben Sie einige Sekunden in dieser Stellung.
Langsam wird der Körper über die Mittellinie hinweg nach hinten bewegt, sodass sich der gestreckte Köper hinter der Mittellinie befindet.
Halten Sie die Position einige Sekunden.
Bewegen Sie den Körper über die Mittellinie hinweg nochmals langsam nach vorn. Bleiben Sie einige Sekunden in dieser Stellung.
Führen Sie den Körper langsam zurück zur Ausgangsposition.
Öffnen Sie die Augen.
Halten Sie sich bei der Übung fest, wenn Sie das Bedürfnis danach haben.

Übung 3

Sie stehen hinter einem Drehstuhl und halten sich mit den Händen an der Rückenlehne fest.
Ihre Augen sind geschlossen.

Sehr langsam gehen Sie, den Stuhl drehend, eine Runde rechts herum.
Sie stoppen und zählen innerlich bis zehn.
Sehr langsam gehen Sie, den Stuhl drehend, eine Runde links herum.
Sie stoppen und zählen innerlich bis zehn.
Sie öffnen die Augen.
Halten Sie sich, wenn Sie das Bedürfnis danach haben, noch einen Moment nach Abschluss der Übung fest.

Übung 4

Sie stehen, Ihre Augen sind geschlossen.
Ihr Kopf ist mittig.

Sehr langsam drehen Sie Ihren Kopf nach rechts.
Bleiben Sie einige Sekunden in dieser Position.
Langsam wird der Kopf nun nach links gedreht. Bleiben Sie einige Sekunden in dieser Position.
Drehen Sie Ihren Kopf langsam zurück zur rechten Seite. Beiben Sie einige Sekunden in dieser Position.
Drehen Sie Ihren Kopf langsam zurück zur Mitte.
Halten Sie sich bei der Übung fest, wenn Sie das Bedürfnis danach haben.

Vestibularprogramm im Stehen – Stufe 3 – Übungsdauer ca. 6–10 Wochen

Übung 1	Übung 2	Übung 3	Übung 4

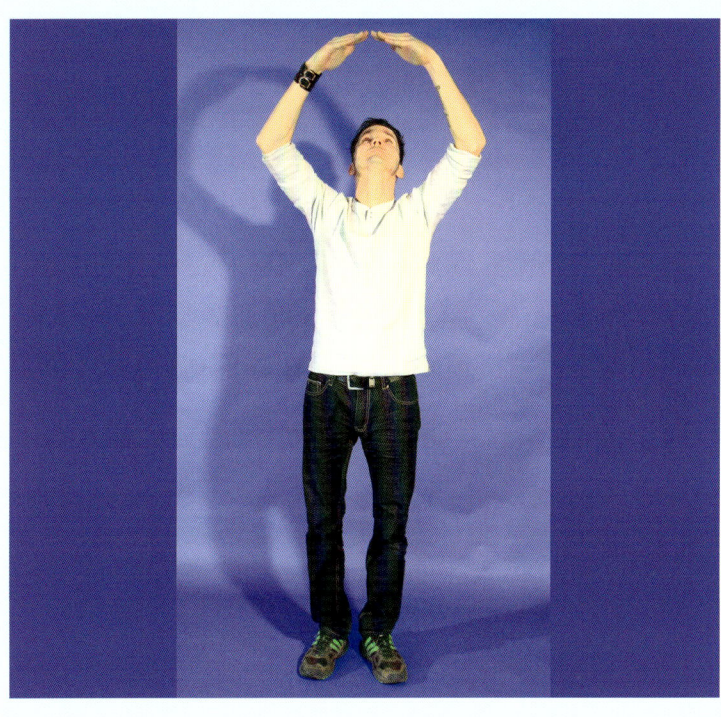 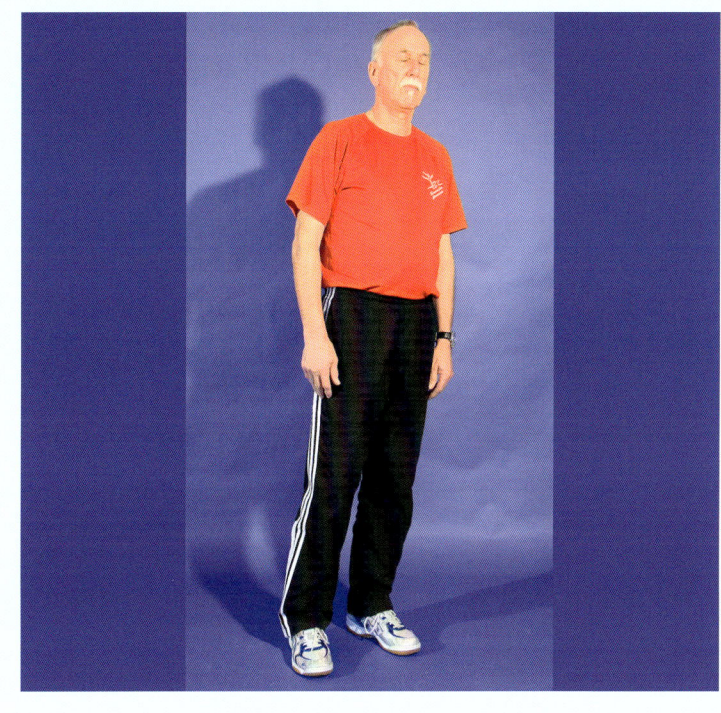 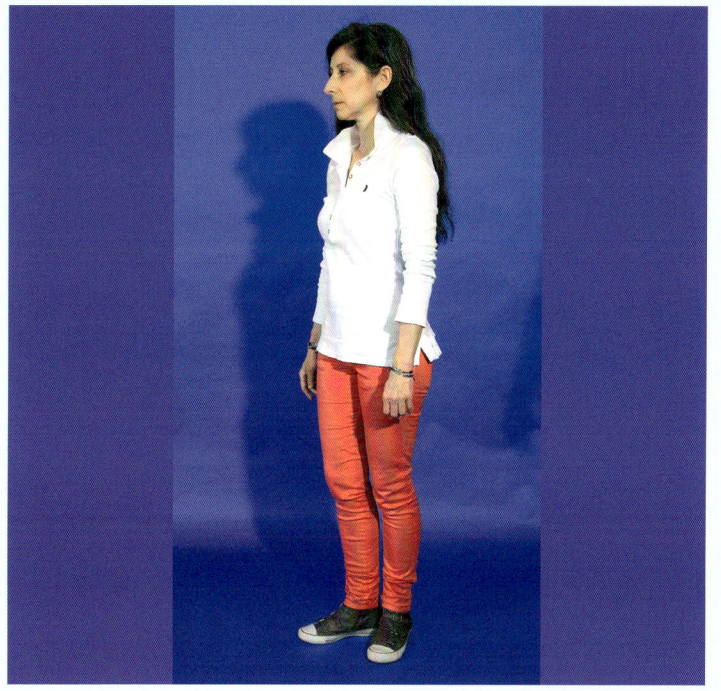 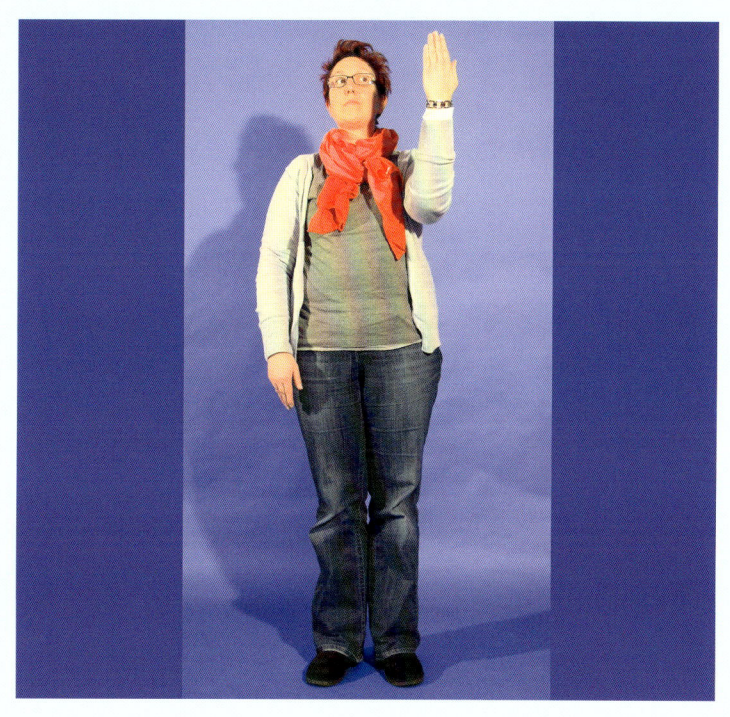

Übung 1

Sie stehen, Ihre Augen sind geöffnet. Ihre Hände liegen mit den Außenkanten vorn auf den Oberschenkeln. Ihr Blick ruht auf den leicht abgespreizten Daumen. Langsam und sanft bewegen Sie gleichzeitig Ihre Arme und Ihr Kinn in Richtung Decke. Während der Bewegung blicken die Augen auf die Daumen. Öffnen Sie nun die Arme, sodass diese einen offenen Kreis bilden können. Bleiben Sie einige Sekunden in dieser Position.
Langsam bewegen Sie die Daumen wieder zusammen. Ihre Augen schauen auf die Daumen. Führen Sie Arme und Kopf sanft zurück in die Ausgangsposition.
Bleiben Sie einige Sekunden in dieser Position. Richten Sie Ihren Kopf sanft auf.
Beenden Sie die Übung mit einer Augenentspannung.
Lehnen Sie sich während der Übung an eine Wand, wenn Sie das Bedürfnis danach haben.

Übung 2

Sie stehen, Ihre Augen sind wahlweise geöffnet oder geschlossen.

Sehr langsam machen Sie die Bewegungsfolge von Stufe 2.
Sie kommen zur Ausgangsposition zurück. Sie verlagern Ihren gestreckten Körper nach rechts. Bleiben Sie einige Sekunden in dieser Stellung.
Langsam verlagern Sie Ihren gestreckten Körper über die Mittellinie hinweg nach links. Bleiben Sie einige Sekunden in dieser Stellung.
Verlagern Sie den Körper über die Mittellinie hinweg langsam nochmals nach rechts. Bleiben Sie einige Sekunden in dieser Stellung.
Führen Sie den Körper langsam zurück zur Ausgangsposition.
Halten Sie sich bei der Übung fest, wenn Sie das Bedürfnis danach haben.

Übung 3

Sie stehen, Ihre Augen sind geöffnet.

Sehr langsam drehen Sie sich, je nach Wunsch, eine halbe bis eine ganze Runde um sich selbst im Kreis herum.
Stoppen Sie, schließen Sie die Augen und zählen Sie innerlich bis zehn.
Öffnen Sie die Augen.
Sehr langsam drehen Sie sich zurück zur Ausgangsposition.
Stoppen Sie, schließen Sie die Augen und zählen Sie innerlich bis zehn.
Öffnen Sie die Augen.

Achtung!
Drehen Sie sich nur so weit, wie es Ihnen angenehm ist.

Übung 4

Sie stehen, Ihre Augen sind geöffnet. Ihr rechter Arm wird angewinkelt, Sie schauen in Ihre Handfläche, die mittig vor dem Gesicht ist. Sie halten Leseabstand. (Sie schauen in den „Hand-Spiegel".)

Langsam bewegen Sie Ihren angewinkelten Arm – etwa parallel zur Schulterlinie – nach rechts. Der Kopf bleibt mittig, nur Ihre Augen folgen der Bewegung.
Stoppen Sie, halten Sie die Augen einen Moment in dieser Blickrichtung.
Langsam bewegen Sie Ihren angewinkelten Arm zurück zur Mitte. Nur Ihre Augen folgen der Bewegung, der Kopf wird nicht mitbewegt.
Handwechsel.
Langsam führen Sie die Arm-Augenbewegung nach links aus.
Machen Sie eine Augenentspannung.
Halten Sie sich bei der Übung fest, wenn Sie das Bedürfnis danach haben.

Vestibularprogramm im Stehen – Stufe 4 – Übungsdauer ca. 6–10 Wochen

Übung 1	Übung 2	Übung 3	Übung 4

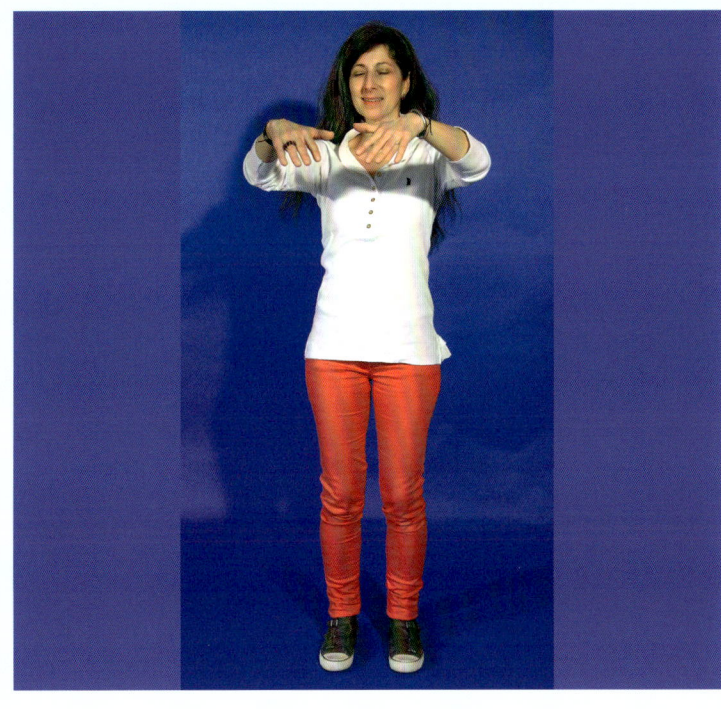 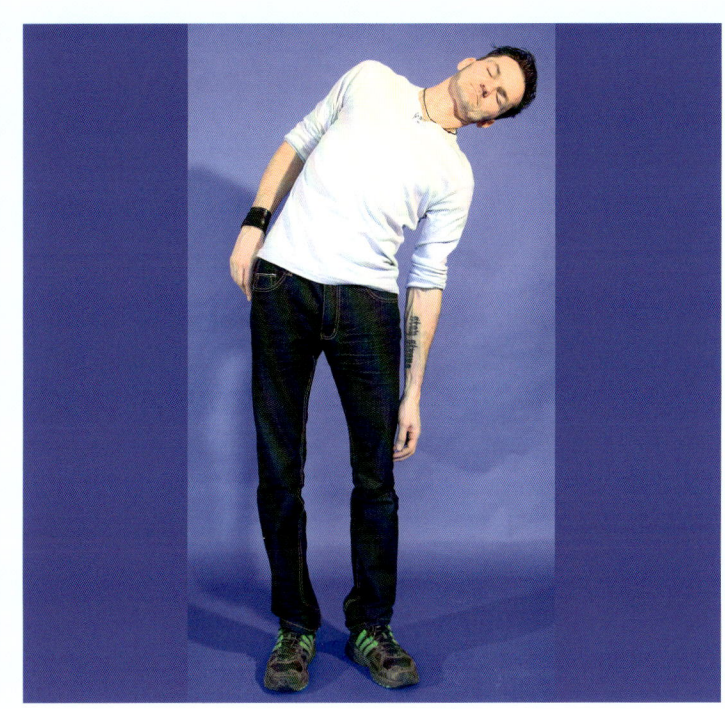 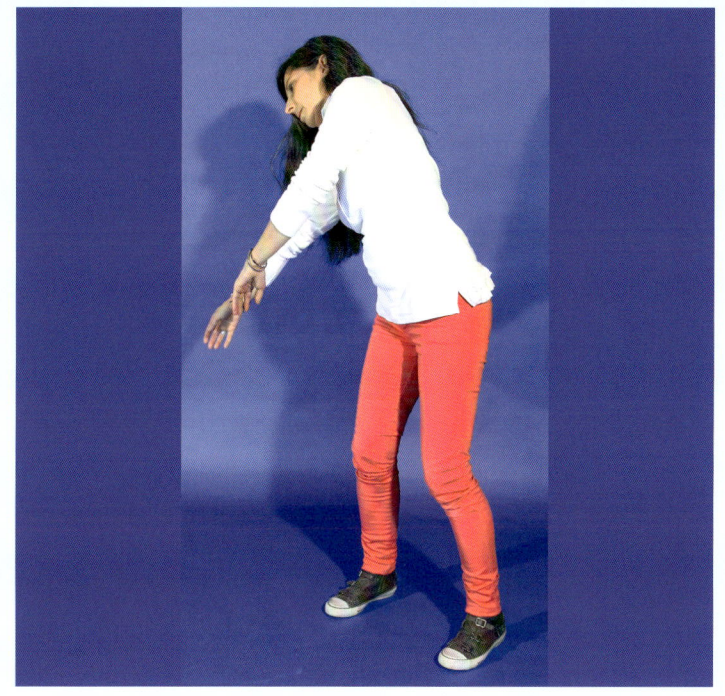 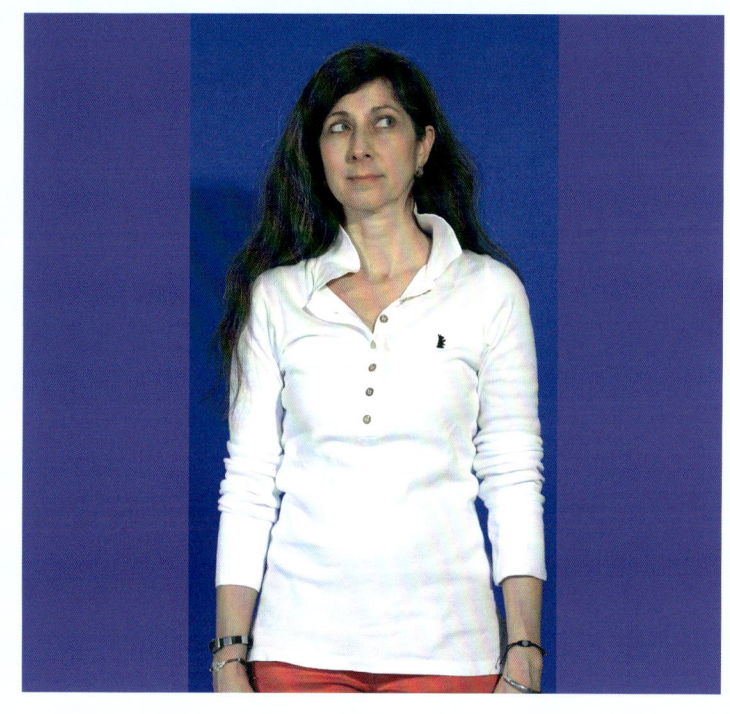

Übung 1

Sie stehen, Ihre Hände liegen mit den Außenkanten vorn auf den Oberschenkeln. Ihr Kopf ist gesenkt, Sie schauen auf die leicht abgespreizten Daumen.
Sie schließen Ihre Augen.

Langsam und sanft machen Sie die Bewegungsfolge aus Stufe 3 mit geschlossenen Augen.
Ihre Augen verfolgen die Bewegung der Daumen unter den geschlossenen Lidern.

Öffnen Sie die Augen.
Machen Sie eine Augenentspannung.

Lehnen Sie sich während der Übung an eine Wand, wenn Sie das Bedürfnis danach haben.

Übung 2

Sie stehen, Ihre Augen sind geschlossen.

Sehr langsam machen Sie zuerst die Bewegungsfolge aus Stufe 3.
Sie kommen zur Ausgangsposition zurück.
Sie beugen Ihren Körper nach rechts.
Bleiben Sie einige Sekunden in dieser Stellung.
Langsam beugen Sie Ihren Körper nach links. Bleiben Sie einige Sekunden in dieser Stellung.
Führen Sie den Körper langsam zurück zur Ausgangsposition.
Öffnen Sie die Augen.
Machen Sie eine Augenentspannung.
Halten Sie sich bei der Übung fest, wenn Sie das Bedürfnis danach haben.

Übung 3

Sie stehen mit leicht gegrätschten Beinen und lockeren Knien. Rücken und Kopf sind nach vorn gebeugt, Ihre Arme hängen in Richtung Boden. Die Augen sind geöffnet.

Sehr langsam drehen Sie mit Oberkörper, Kopf und Armen einen großen Kreis.
Sie führen Ihre Arme, lang gestreckt, in alle Richtungen mit.
Sie kreisen von unten zu einer Seite, dann nach oben, weiter zur anderen Seite und zurück in Richtung Boden.
Stoppen Sie und schließen Sie für einen kurzen Moment die Augen.
Öffnen Sie die Augen.
Kreisen Sie langsam mit Oberkörper, Kopf und gestreckten Armen zur anderen Seite zurück.
Stoppen Sie und schließen Sie für einen kurzen Moment die Augen.
Öffnen Sie die Augen.
Stellen Sie sich hin und machen Sie eine Augenentspannung.

Übung 4

Sie stehen, Ihre Augen sind geöffnet.
Ihr Kopf ist mittig, Sie schauen geradeaus.

Sehr langsam bewegen Sie Ihre Augen nach rechts. Der Kopf wird nicht mitbewegt. Halten Sie die Augen einen Moment in dieser Blickrichtung.
Bewegen Sie Ihre Augen langsam über die Mittellinie nach links. Der Kopf wird nicht mitbewegt. Halten Sie die Augen einen Moment in dieser Blickrichtung.
Bewegen Sie Ihre Augen langsam zurück zur Mitte.
Bewegen Sie die Augen nun langsam in Richtung Decke. Der Kopf wird nicht mitbewegt. Halten Sie die Augen einen Moment in dieser Blickrichtung.
Bewegen Sie die Augen langsam in Richtung Boden. Der Kopf wird nicht mitbewegt. Halten Sie die Augen einen Moment in dieser Blickrichtung.
Bewegen Sie Ihre Augen langsam zurück zur Ausgangsstellung.
Machen Sie eine Augenentspannung.

Vestibularprogramm im Stehen – Stufe 5 – Übungsdauer ca. 6–10 Wochen

Übung 1	Übung 2	Übung 3	Übung 4

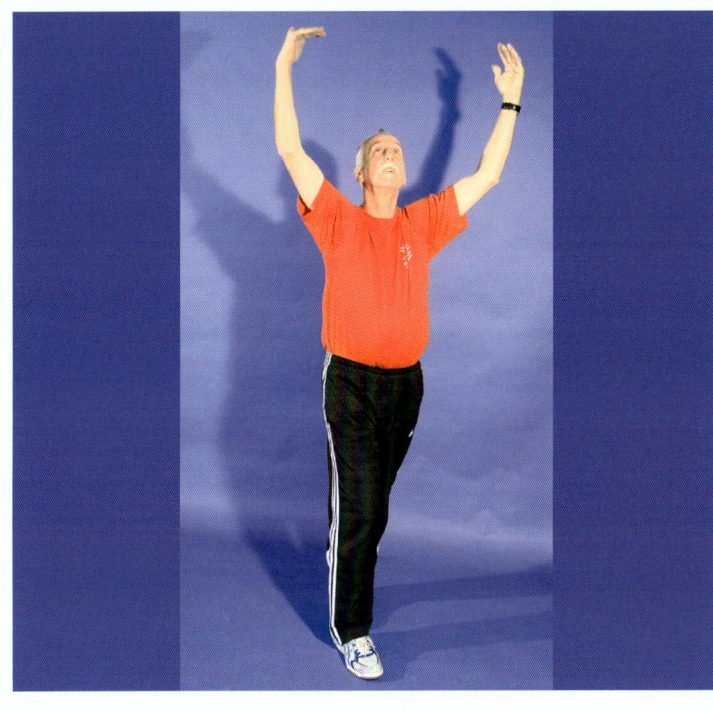 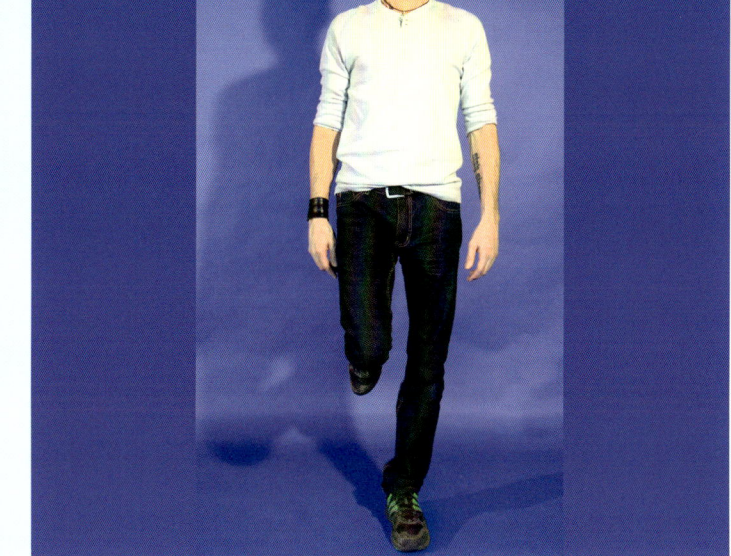 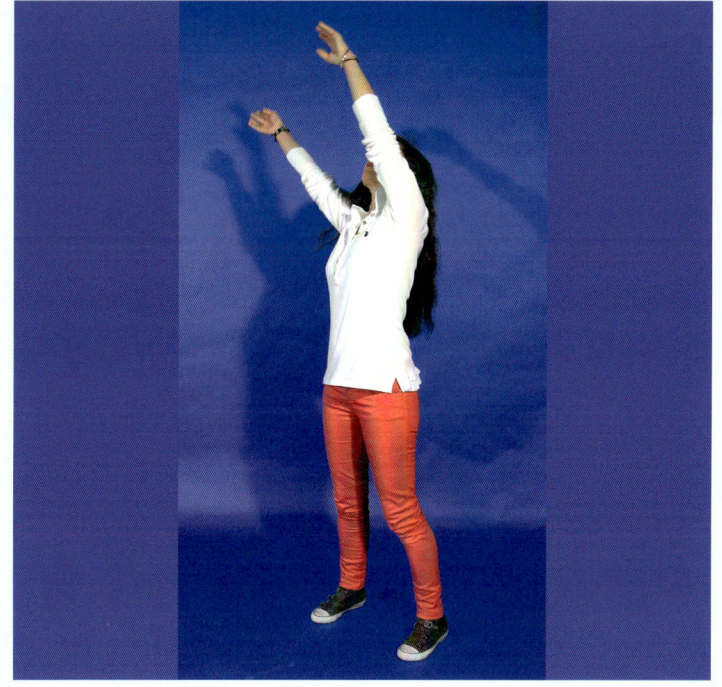 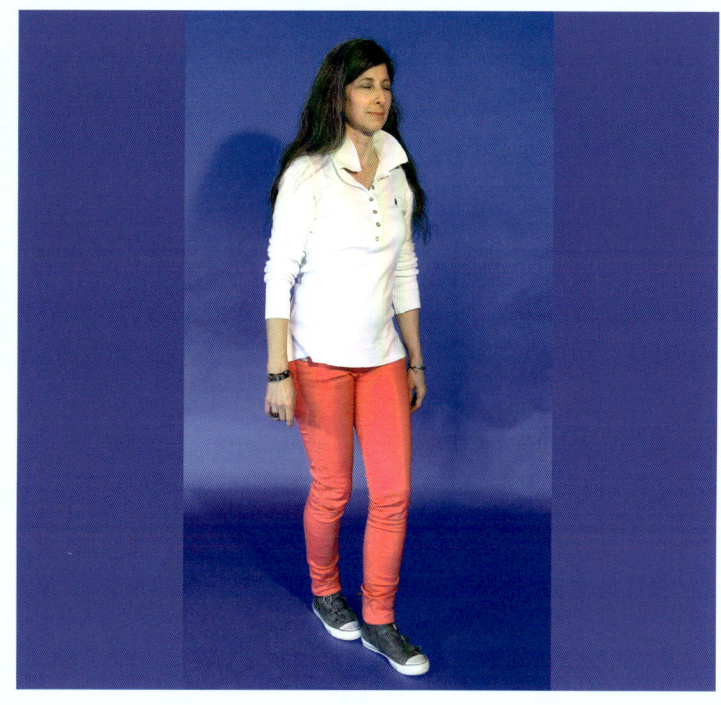

Übung 1

Ihre Füße stehen in einer Linie voreinander. Fußspitze und Ferse der Füße berühren sich.
Das Kinn zeigt zu den Füßen. Ihre Hände liegen mit den Außenkanten vorn auf den Oberschenkeln. Ihr Kopf ist gesenkt. Sie schauen zu Ihren leicht abgespreizten Daumen.
Die Augen sind wahlweise geöffnet oder geschlossen.

Langsam und sanft führen Sie die Bewegungsfolge der Stufe 4 durch.

Beim Zurücklehnen des Kopfes und Öffnen der Arme atmen Sie ein.
Beim Senken des Kopfes und Zurückführen der Arme atmen Sie aus.

Machen Sie zum Abschluss eine Augenentspannung.

Übung 2

Sie stehen auf einem Bein.
Ihre Augen sind geschlossen.

Sehr langsam und kleinräumig machen Sie die Bewegungsfolge aus Stufe 4.

Halten Sie sich bei der Übung fest, wenn Sie das Bedürfnis danach haben.

Machen Sie zum Abschluss eine Augenentspannung.

Übung 3

Sie stehen mit leicht gegrätschten Beinen und lockeren Knien. Rücken und Kopf sind nach vorn gebeugt, Ihre Arme hängen in Richtung Boden.
Die Augen sind geschlossen.

Sehr langsam machen Sie zuerst mit geschlossenen Augen die Bewegungsfolge aus Stufe 4.
Stellen Sie sich dann aufrecht hin.
Drehen Sie sich langsam mit weiterhin geschlossenen Augen einmal um sich selbst im Kreis herum.
Stoppen Sie, bleiben Sie einige Sekunden in dieser Position.
Drehen Sie sich langsam im Kreis zurück.
Stoppen Sie und und bleiben Sie einige Sekunden mit in dieser Position.
Öffnen Sie die Augen.

Machen Sie zum Abschluss eine Augenentspannung.

Übung 4

Ihre Füße stehen in einer Linie voreinander. Fußspitze und Ferse der Füße berühren sich.
Ihr Kopf ist mittig.
Ihre Augen sind geschlossen.

Sehr langsam machen Sie unter den geschlossenen Lidern die Augenbewegungen aus Stufe 4.
Der Kopf wird dabei nicht mitbewegt.

Beenden Sie die Übung mit einer Augenentspannung.

Gleichgewichtsspiele auf dem Balance Board im Stehen und in Bewegung

Stehendes Knie	Beinstrecker	Seitschwung	Kugelballett

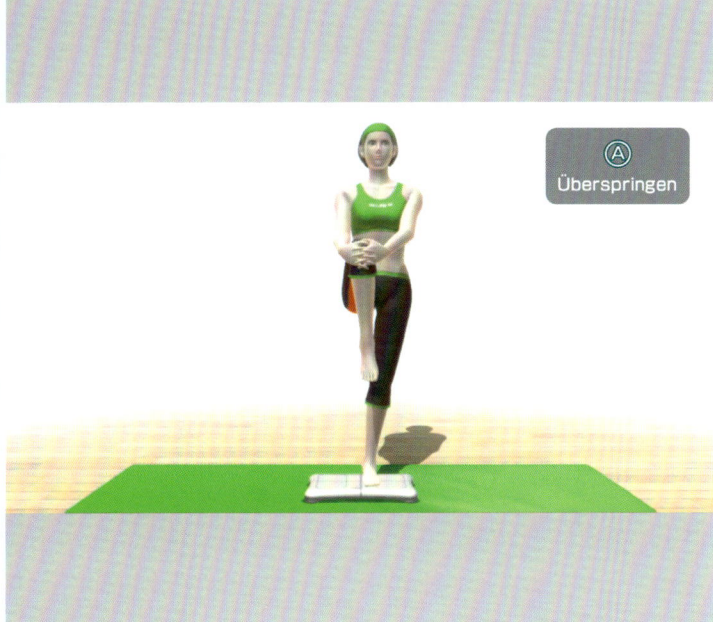 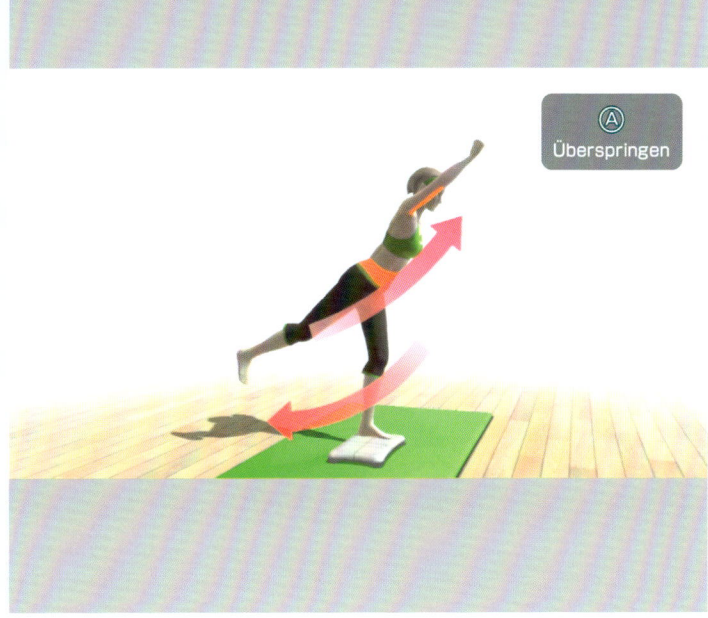 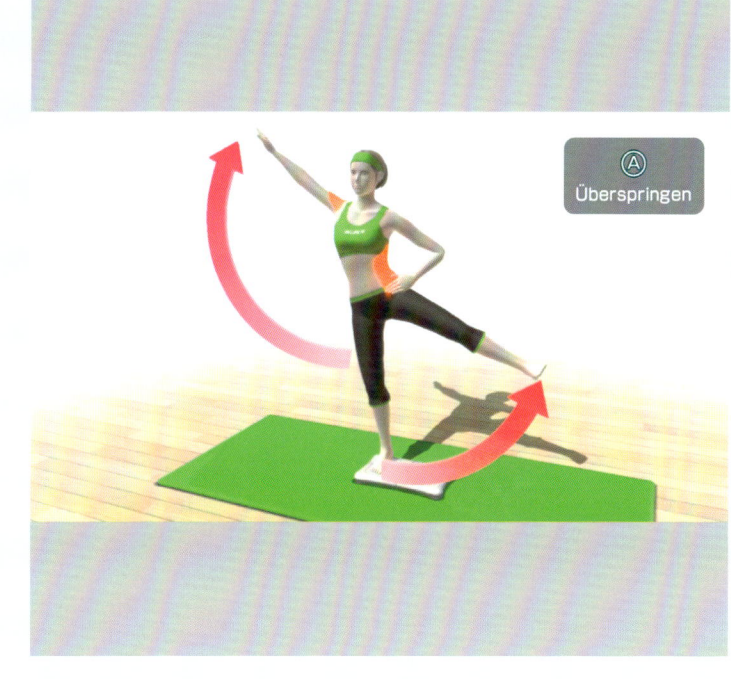 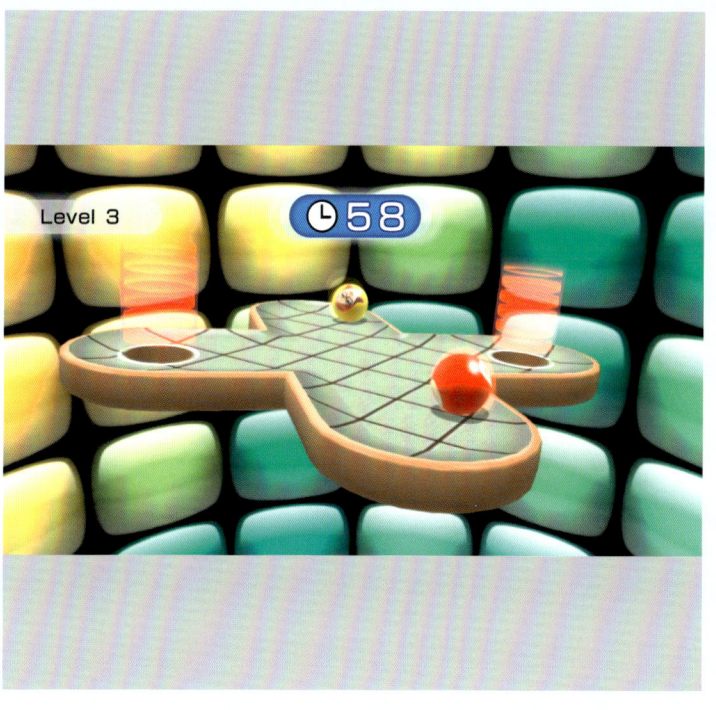

Bei dieser Übung stehen Sie auf dem Balance Board und ziehen – einatmend – ein Knie mit den Händen an Ihren Körper. Ausatmend wird es dann noch einmal näher an den Körper herangezogen. Dann verharren Sie in dieser Position, gleichmäßig atmend und das Gleichgewicht haltend.

Das Programm zeigt dabei an, wie ruhig Sie stehen.
Anschließend wird die Figur auf der anderen Seite wiederholt.

Bei dieser Übung stehen Sie auf dem Balance Board und heben das rechte Bein an, sodass Sie nur noch auf dem linken stehen.
Anschließend schwingen Sie das rechte Bein nach hinten und gleichzeitig den linken Arm über den Kopf und den Oberkörper nach vorne, sodass Arm und Oberkörper eine Linie bilden.

Sie wiederholen die Bewegung, den Anweisungen folgend, einige Male und wechseln dann die Seite.

Bei dieser Übung stehen Sie auf dem Balance Board und heben das linke Bein und den rechten Arm an, die linke Hand liegt dabei auf der linken Taille.
Dann bewegen Sie gleichzeitig den rechten Arm und das linke Bein seitlich vom Körper weg. Der Arm sollte dabei über Kopfhöhe gehoben werden.

Sie wiederholen dies den Anweisungen des Programms entsprechend einige Male. Wechseln Sie dann die Seite.

Bei diesem Spiel steuern Sie bunte Kugeln über eine bewegliche Fläche – ähnlich dem Holzspiel Kugel-Labyrinth.
Bewegt wird die Fläche, indem Sie, auf dem Balance Board stehend, Ihren Schwerpunkt verlagern.

Ziel ist es, alle Kugeln durch die Löcher fallen zu lassen und so – Ebene für Ebene – die unterste zu erreichen.

Gleichgewichtsspiele und Bewegung auf dem Balance Board

Hula Hoop

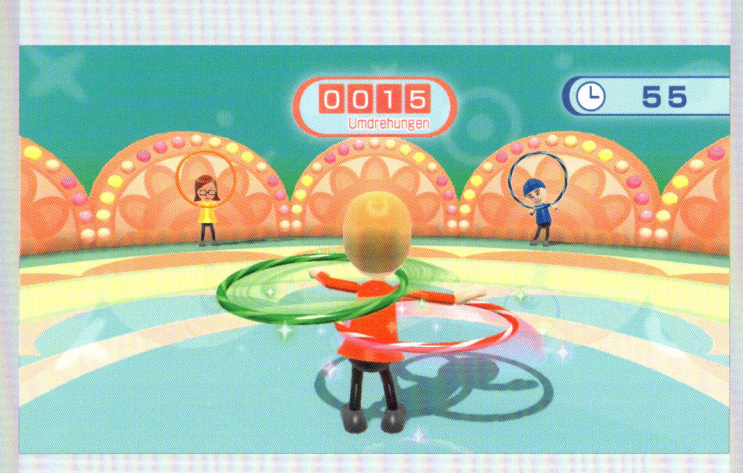

Die Übung entspricht dem klassischen Hula Hoop, wobei das Balance Board misst, ob Sie die Bewegungen korrekt ausführen.

Sie stehen hierbei aufrecht auf dem Balance Board und lassen die Hüfte zunächst in die eine, später in die andere Richtung kreisen.

Ziel ist es, so viele Umdrehungen wie möglich in der vorgegebenen Zeit zu vollenden.

Schanzensprung

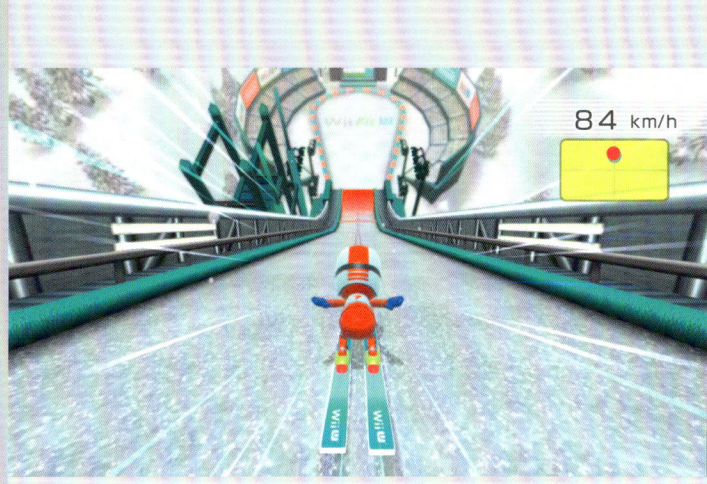

Bei dieser Übung ahmen Sie einen Skispringer nach.

Auf dem Balance Board stehend gehen Sie leicht in die Knie.

Dann lehnen Sie sich nach vorne, um genug Schwung für den Anlauf zu bekommen.

Wichtig ist dabei, dass Sie eine hohe Körperspannung aufbauen: Je ruhiger Sie auf dem Balance Board stehen, umso weiter werden Sie springen.

Sobald Sie im rot markierten Bereich sind, strecken Sie die Knie durch, um abzuspringen.

Im Flug ist noch einmal mehr Balancegefühl gefragt: Halten Sie den Springer so ruhig wie es geht, um möglichst weit zu springen.

Flusskugel

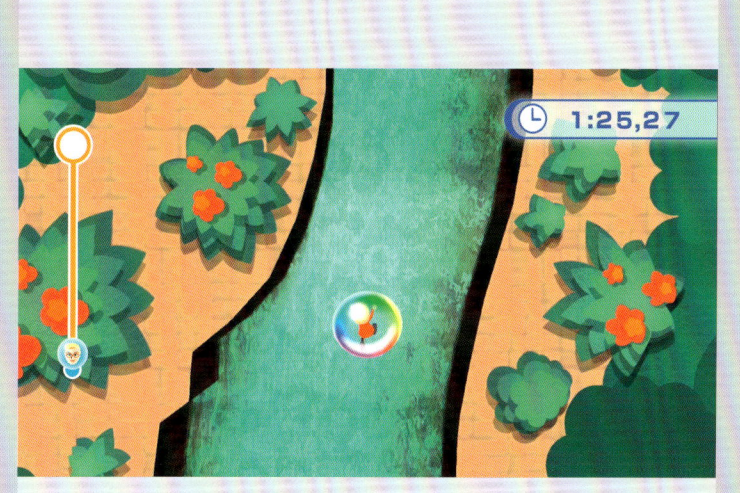

Bei diesem Spiel steuern Sie Ihre Spielfigur, die sich in einer Seifenblase befindet, durch ein Flussbett.

Das Prinzip erinnert an den „heißen Draht": Wenn Sie an das Ufer stoßen, zerplatzt die Seifenblase.

Durch Gewichtsverlagerung nach vorne, zur Seite oder nach hinten, können Sie beschleunigen, den Hindernissen ausweichen oder abbremsen.

Ziel ist es, unbeschadet das Ziel zu erreichen.

Trampolin

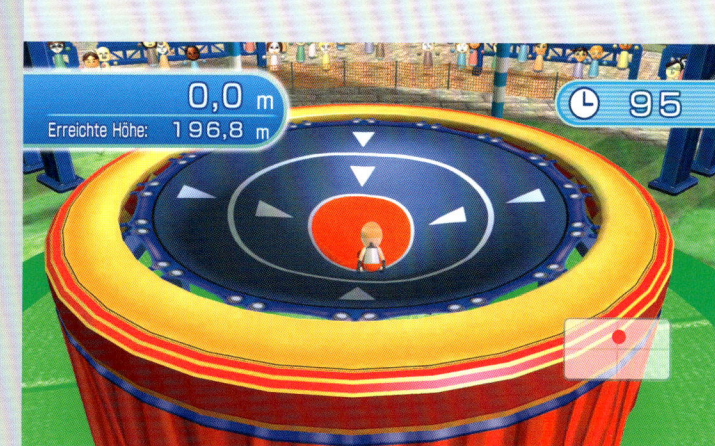

Bei diesem Spiel wird das Balance Board zum Trampolin, ohne dass Sie tatsächlich in die Höhe springen.

Sie stehen dazu auf dem Balance Board und gehen abwechselnd in die Hocke und strecken die Beine, so wie es die Mii-Spielfigur auf dem Trampolin vorgibt.

Das richtige Timing beim Beugen und Strecken der Knie ist essentiell, um in atemberaubende Höhen zu schnellen.

Vestibularprogramm in Bewegung – Stufe 1 – Übungsdauer ca. 6 – 10 Wochen

Übung 1

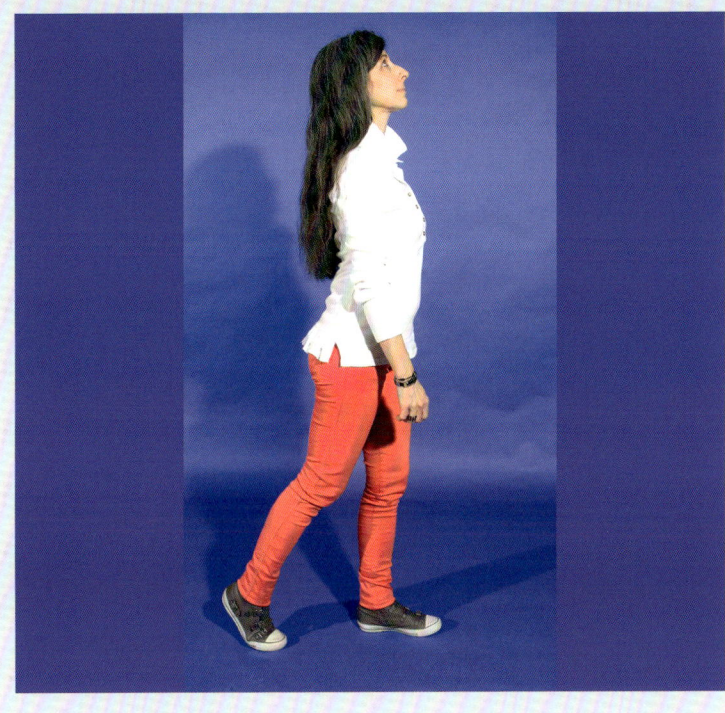

Sie gehen mit geöffneten Augen langsam vorwärts durch den Raum.
Ihr Kopf ist mittig.

Sanft bewegen Sie beim langsamen Gehen Ihren Kopf auf und ab.
Ihre Stirn zeigt abwechselnd einmal in Richtung Decke, einmal in Richtung Boden.

Halten Sie sich bei einem Partner fest, wenn Sie das Bedürfnis danach haben.

Übung 2

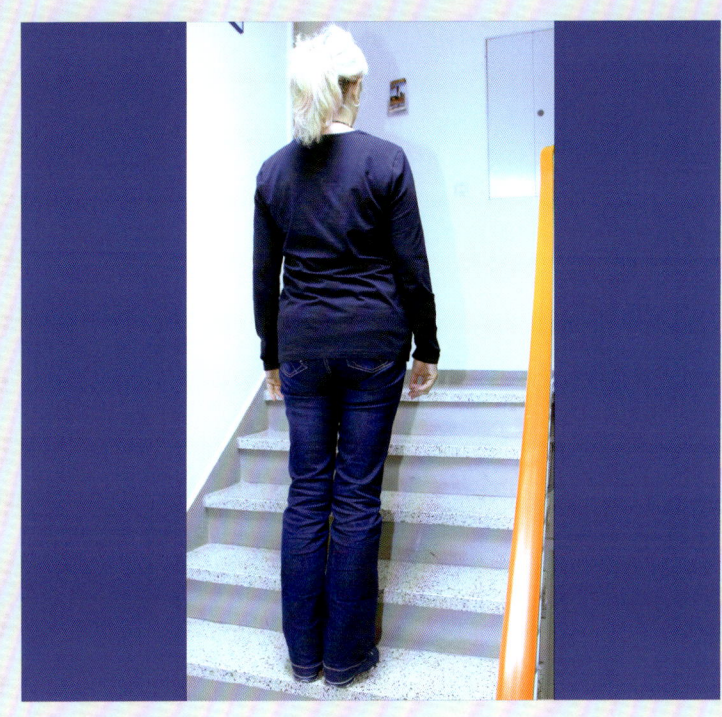

Sie stehen mit geöffneten Augen vor einer Treppe.

Langsam gehen Sie die Treppe fünf Stufen vorwärts hoch.
Stellen Sie sich mit beiden Füßen auf die fünfte Stufe.
Gehen Sie nun drei Stufen rückwärts die Treppe herunter. Halten Sie sich beim Rückwärtsgehen am Geländer fest.
Stellen Sie sich mit beiden Füßen auf die erlangte Stufe.
Gehen Sie nun wieder fünf Stufen vorwärts die Treppe hoch … drei Stufen die Treppe herunter …
Wiederholen Sie den Ablauf mehrmals.

Übung 3

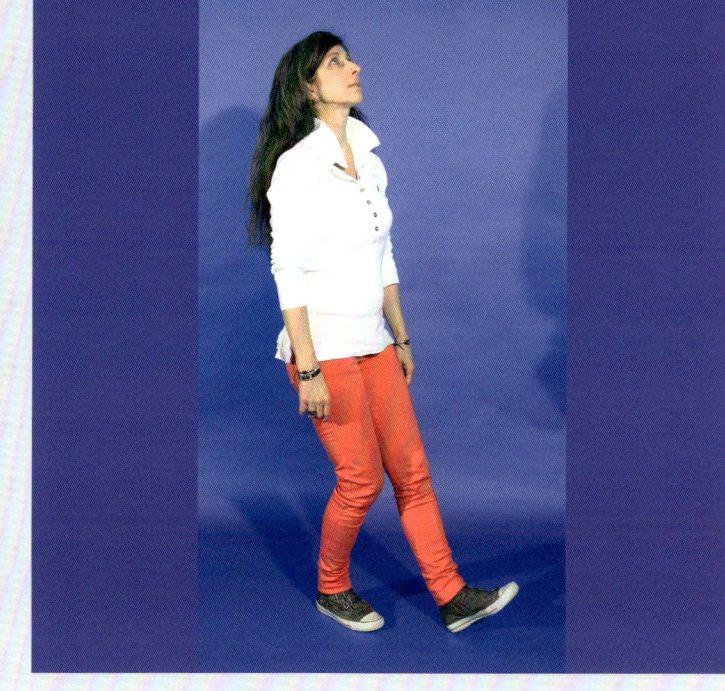

Sie gehen langsam mit geöffneten Augen durch den Raum. Ihre Arme hängen locker.

Sie gehen Ihren Weg langsam mehrmals in Form einer gedachten „Liegenden Acht".

Sie gehen langsam kleine und große „Liegende Achten".

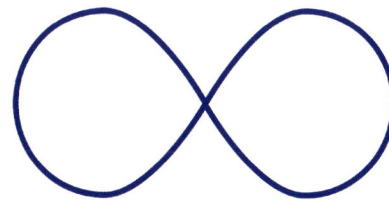

Übung 4

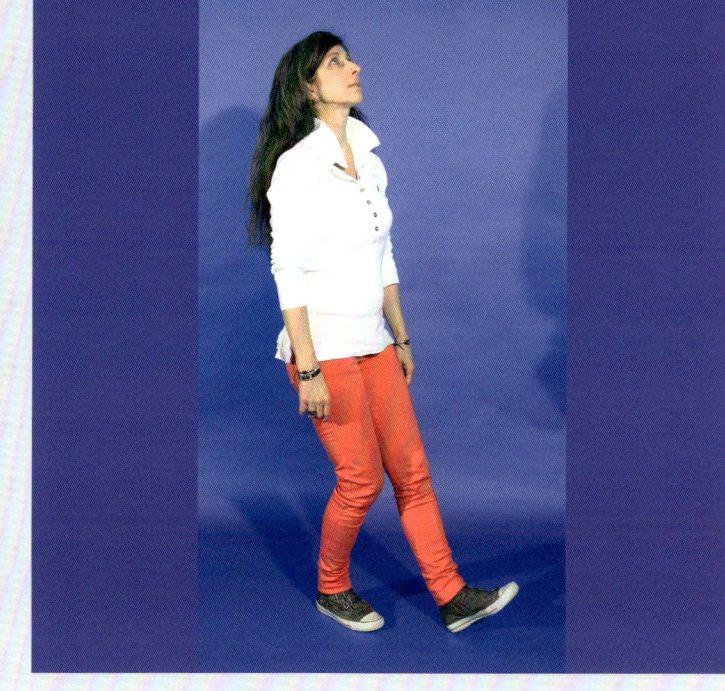

Die Beine stehen im leichten Abstand nebeneinander.
Das rechte Bein ist leicht gebeugt, das linke Bein wird mit der Ferse aufgesetzt.
Die Augen sind geöffnet, der Kopf ist mittig.

Langsam setzen Sie mehmals im Wechsel die Ferse und die Fußspitze des linken Fußes auf.
Beim Aufsetzen der Ferse bewegt sich Ihr Kopf langsam in Richtung Decke, beim Aufsetzen der Fußspitze bewegt sich der Kopf langsam in Richtung Boden.
Beinwechsel.
Die langsame Bewegungsfolge wird mit dem rechten Bein und gleichzeitiger langsamer Kopfbewegung durchgeführt.
Halten Sie sich fest, wenn Sie das Bedürfnis danach haben.

Vestibularprogramm in Bewegung – Stufe 2 – Übungsdauer ca. 6 – 10 Wochen

Übung 1	Übung 2	Übung 3	Übung 4

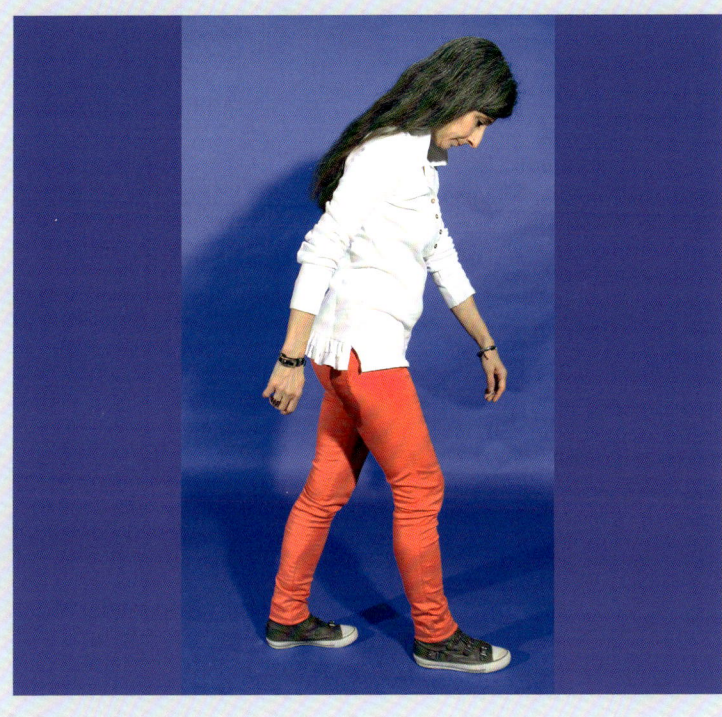 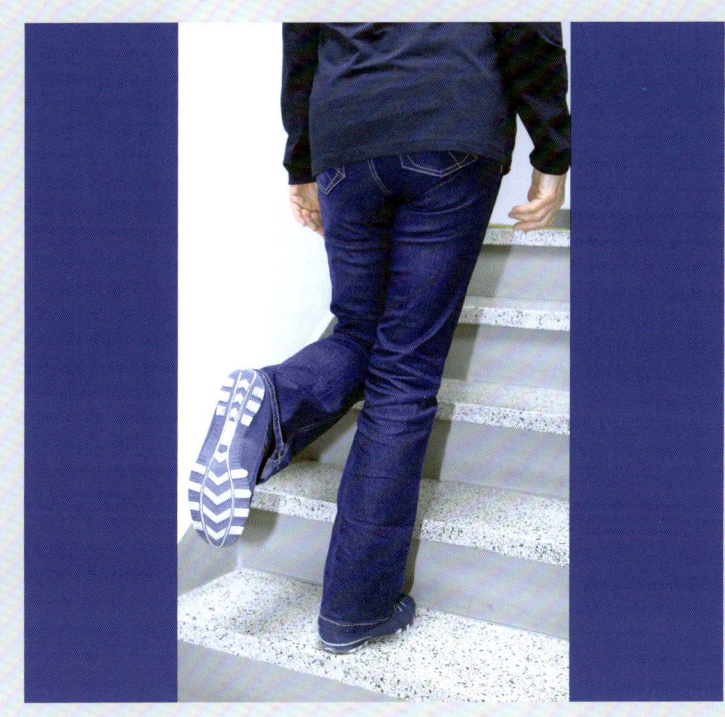 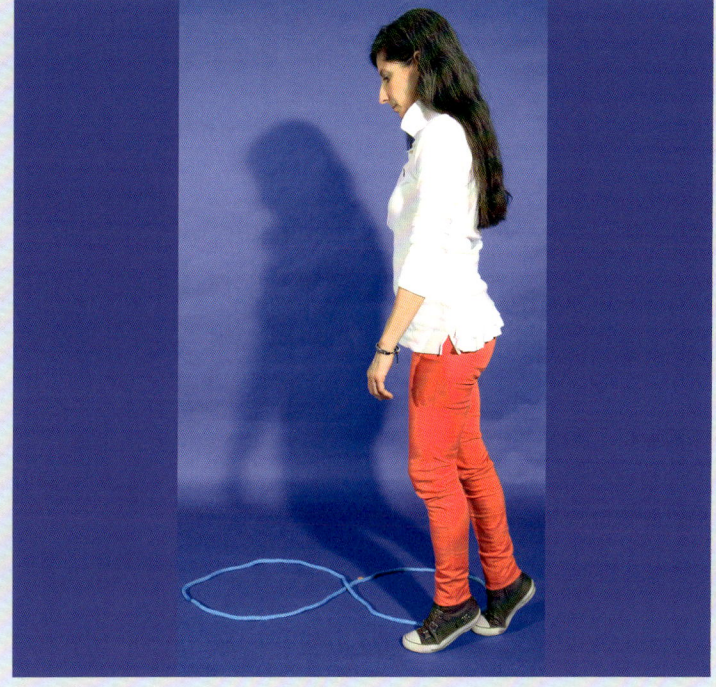 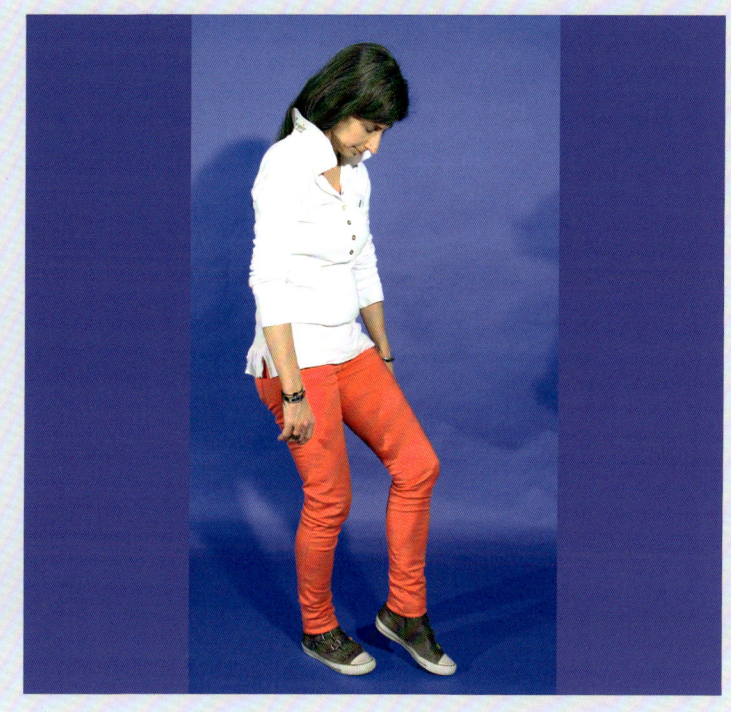

Übung 1

Sie gehen mit geöffneten Augen langsam rückwärts durch den Raum.
Ihr Kopf ist mittig.

Sanft bewegen Sie beim langsamen Gehen Ihren Kopf auf und ab.
Ihre Stirn zeigt abwechselnd einmal in Richtung Decke, einmal in Richtung Boden.

Halten Sie sich bei einem Partner fest, wenn Sie das Bedürfnis danach haben.

Übung 2

Sie stehen mit geöffneten Augen vor einer Treppe.

Sie gehen die Treppe langsam drei Stufen hoch. Sie stellen sich auf das Bein, mit dem Sie die letzte Stufe betreten haben und winkeln das andere Bein an.
Sie ziehen die Fußspitze des angewinkelten Beins in Richtung Schienbein, dann strecken sie die Fußspitze.
Wiederholen Sie diese Fußbewegung mehrmals.
Sie stellen den Fuß ab und gehen zwei bis drei Stufen weiter, um die Bewegungsfolge auf dem anderen Bein auszuführen.
Wiederholen Sie die gesamte Bewegungsfolge.
Halten Sie sich am Geländer fest, wenn Sie mögen.

Übung 3

Sie gehen langsam auf Zehenspitzen mit geöffneten Augen durch den Raum. Ihre Arme hängen locker.

Sie gehen Ihren Weg langsam mehrmals in Form einer gedachten „Liegenden Acht".

Sie gehen langsam kleine und große „Liegende Achten".

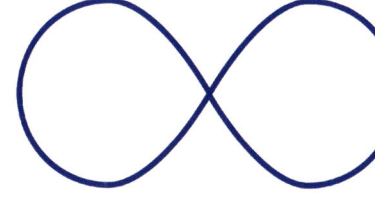

Übung 4

Die Beine stehen im leichten Abstand nebeneinander.
Das rechte Bein ist leicht gebeugt, das linke Bein wird mit der Ferse aufgesetzt.
Die Augen sind geschlossen, der Kopf ist mittig.

Langsam setzen Sie mehrmals im Wechsel die Ferse und die Fußspitze des linken Fußes auf.
Beim Aufsetzen der Ferse bewegt sich Ihr Kopf langsam in Richtung Decke, beim Aufsetzen der Fußspitze bewegt sich der Kopf in langsam Richtung Boden.
Beinwechsel.
Die langsame Bewegungsfolge wird mit dem rechten Bein und gleichzeitiger langsamer Kopfbewegung durchgeführt.

Halten Sie sich fest, wenn Sie das Bedürfnis danach haben.

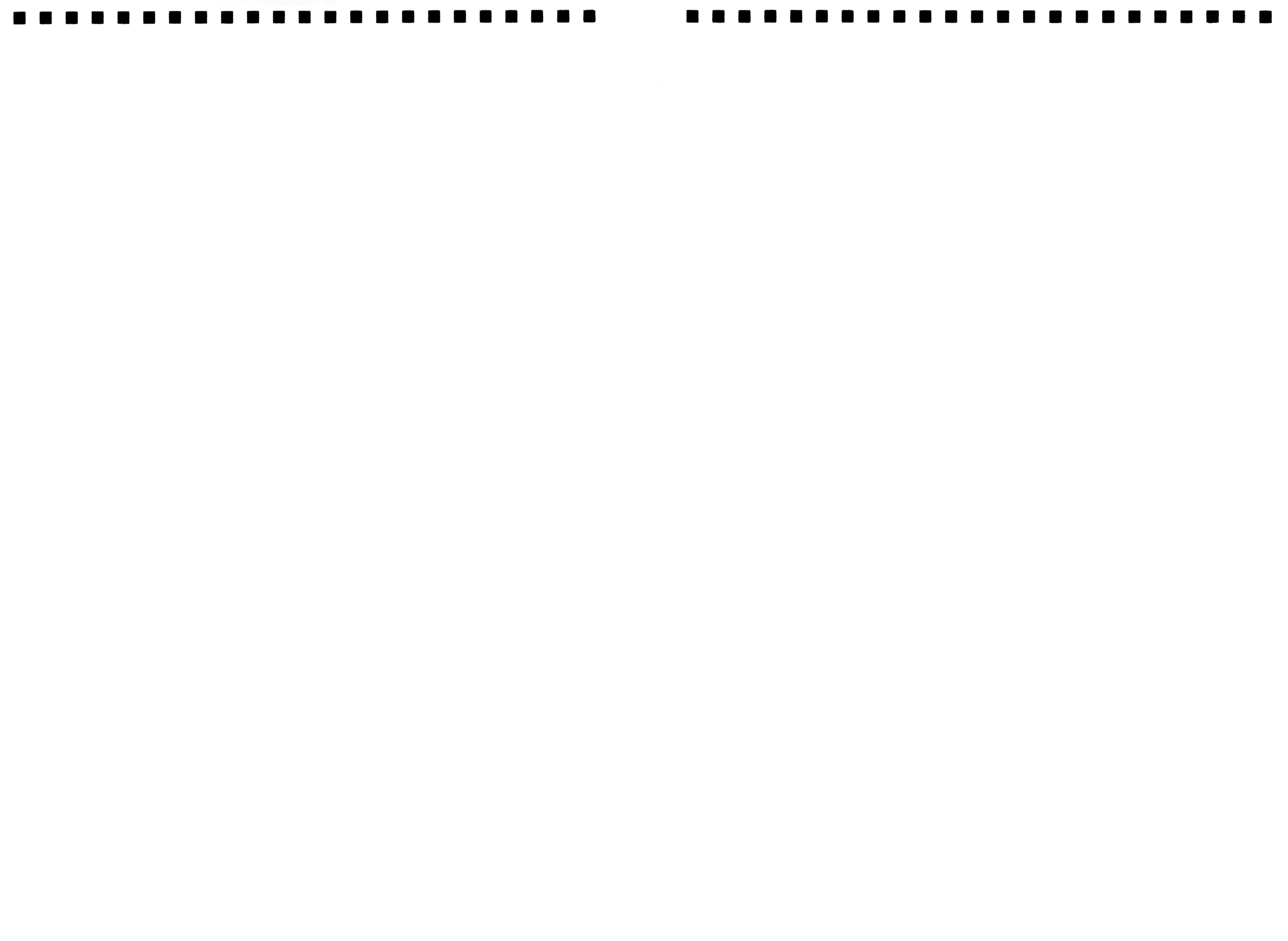

Vestibularprogramm in Bewegung – Stufe 3 – Übungsdauer ca. 6–10 Wochen

Übung 1	Übung 2	Übung 3	Übung 4

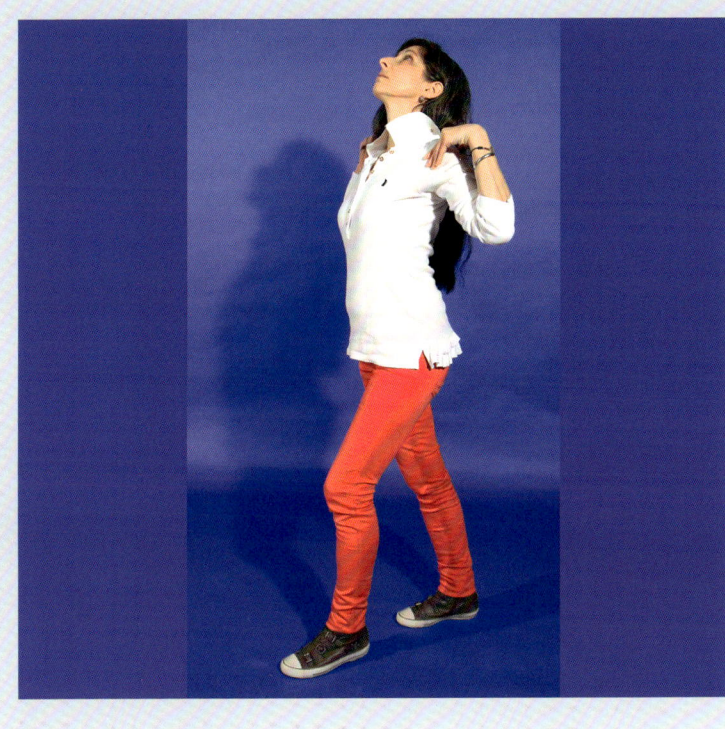

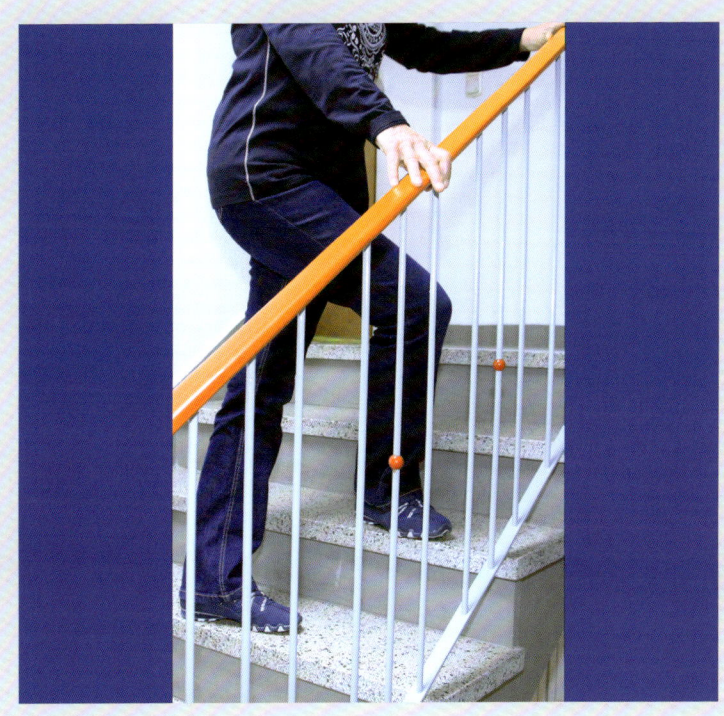

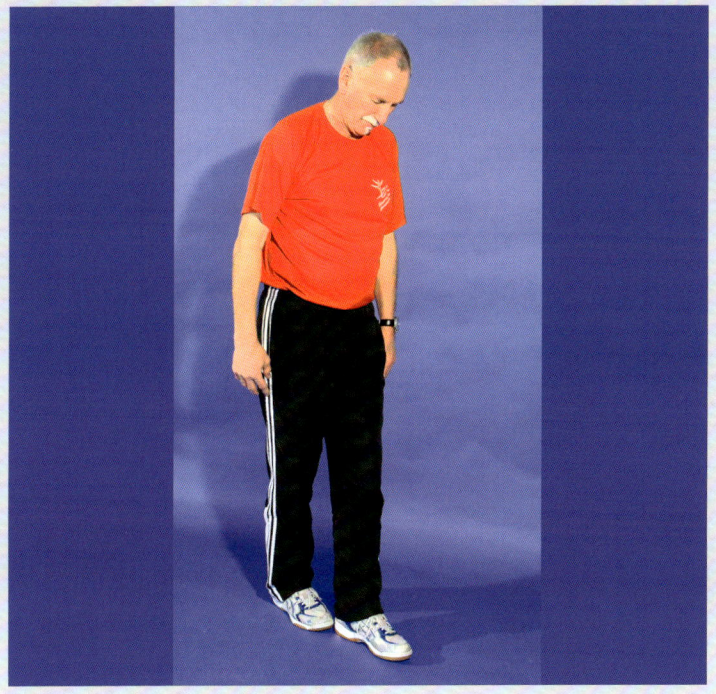

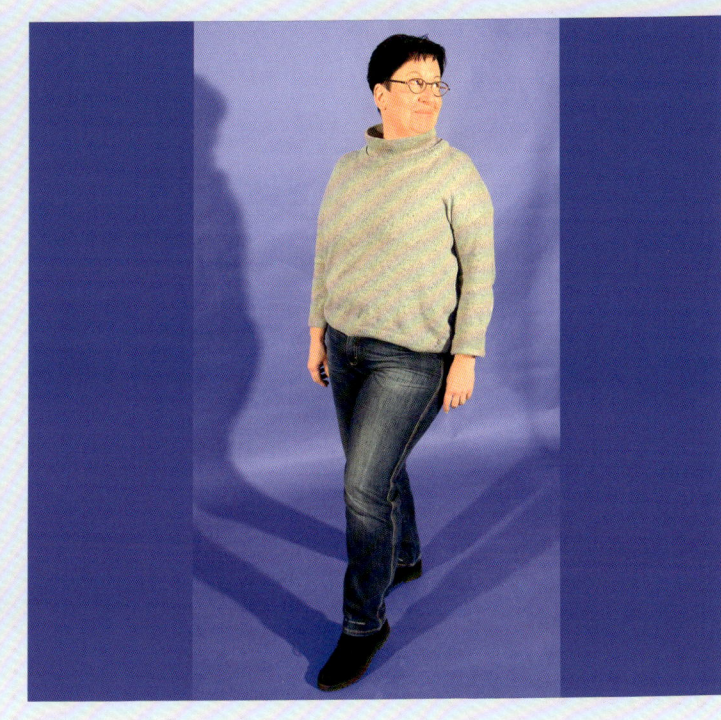

Übung 1

Sie winkeln Ihre Arme an und legen Ihre Fingerspitzen auf die gleichseitige Schulter.
Sie gehen mit geöffneten Augen langsam fünf Schritte vorwärts, machen eine halbe Drehung und gehen mit geöffneten Augen langsam fünf Schritte rückwärts.
Beim Vorwärts- und Rückwärtsgehen bewegen Sie sanft Ihren Kopf auf und ab.
Parallel zu der Kopfbewegung in Richtung Decke bewegen Sie Ihre Ellenbogen seitlich nach außen – Sie weiten Ihren Brustkorb.
Parallel zur Kopfbewegung in Richtung Boden, führen Sie Ihre Ellenbogen vor der Körpermitte zusammen – Sie dehnen die Rückenmuskulatur.
Unterstützen Sie Ihr Gehen bei Wunsch mit entsprechender Atmung.
Kopfbewegung in Richtung Decke: Einatmung.
Kopfbewegung in Richtung Boden: Ausatmung.

Übung 2

Sie stehen mit geöffneten Augen auf einer Treppe.

Stellen Sie sich so hin, dass Sie das Treppengeländer direkt vor sich haben. Gehen Sie die Treppe langsam im Seitwärtsschritt hoch und wieder runter.

Sie können wahlweise im Nachstellschritt oder im Überkreuzschritt gehen.

Halten Sie sich am Geländer fest, wenn Sie mögen.

Übung 3

Sie gehen langsam mit geschlossen Augen durch den Raum. Sie setzen beim langsamen Gehen immer einen Fuß direkt vor den anderen, so dass Fußspitze und Ferse sich jeweils berühren. Ihre Arme hängen locker an den Seiten.

Sie gehen Ihren Weg langsam mehrmals in Form einer gedachten „Liegenden Acht".

Variieren Sie beim langsamen Fuß an Fuß-Gehen der „Liegenden Achten" zwischen Vorwärtsgehen und Rückwärtsgehen auf einer gedachten „Liegenden Acht".

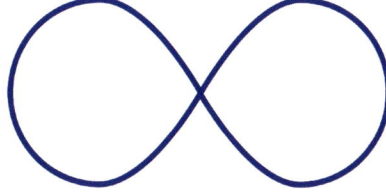

Übung 4

Die Beine stehen im leichten Abstand nebeneinander. Das rechte Bein ist leicht gebeugt, das linke Bein wird mit der Ferse aufgesetzt. Die Augen sind geöffnet, der Kopf ist mittig.

Langsam setzen Sie mehrmals im Wechsel die Ferse und die Fußspitze des linken Fußes auf.
Beim Aufsetzen der Ferse bewegt sich Ihr Kopf langsam nach rechts, beim Aufsetzen der Fußspitze bewegt sich der Kopf langsam nach links.
Beinwechsel.
Die langsame Bewegungsfolge wird mit dem rechten Bein und gleichzeitiger langsamer Kopfbewegung durchgeführt.

Halten Sie sich fest, wenn Sie das Bedürfnis danach haben.

Vestibularprogramm in Bewegung – Stufe 4 – Übungsdauer ca. 6–10 Wochen

Übung 1	Übung 2	Übung 3	Übung 4

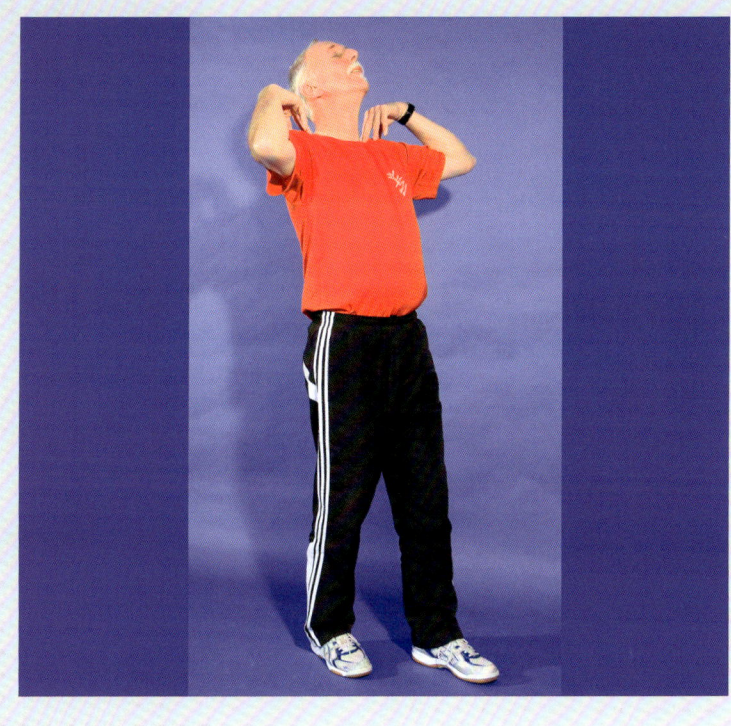 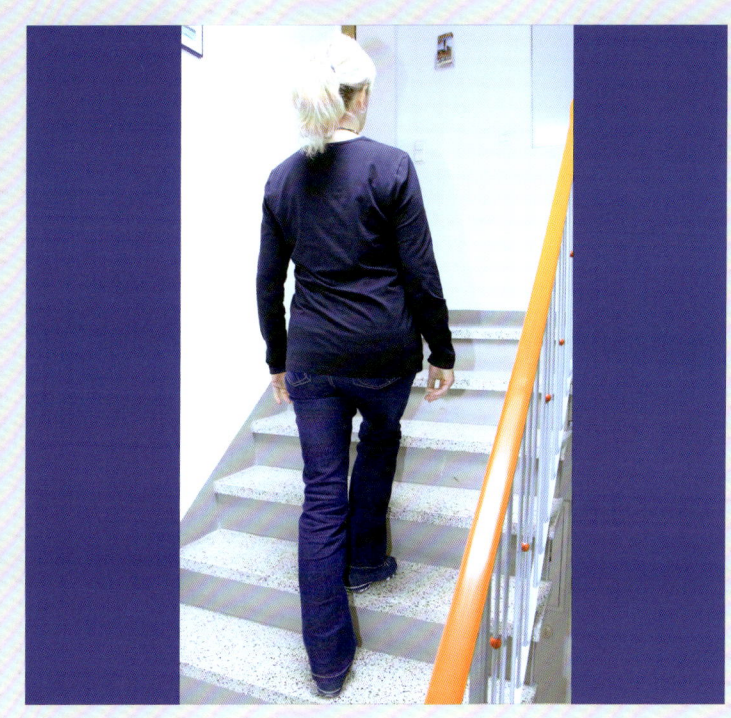 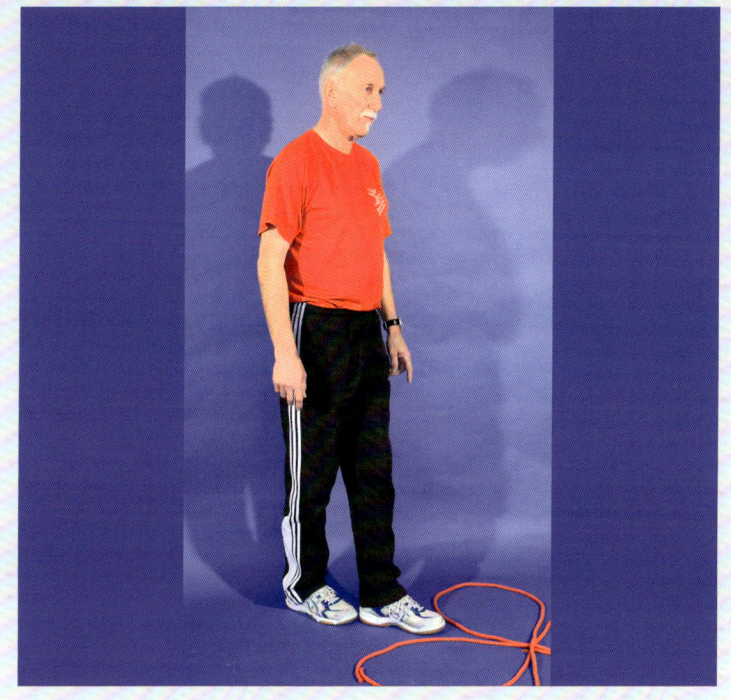 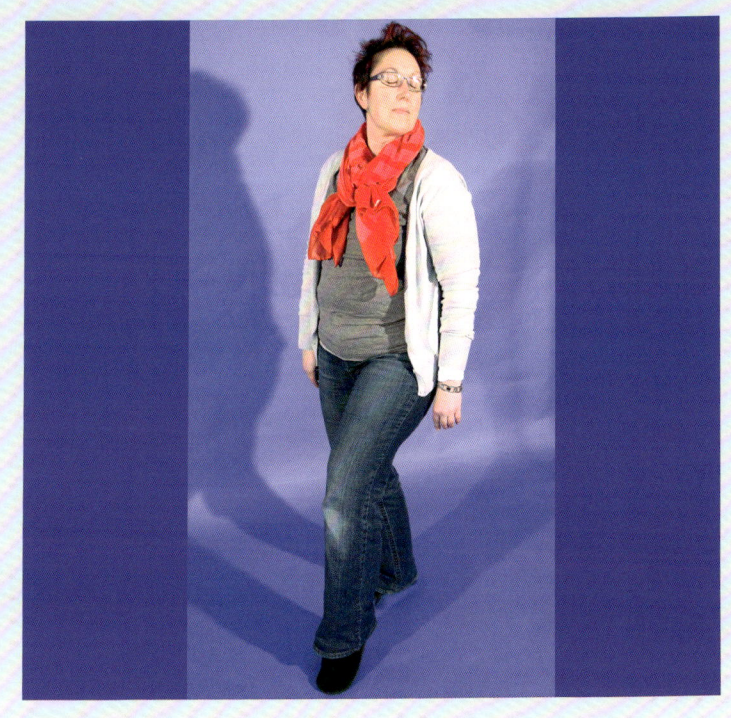

Übung 1

Sie winkeln Ihre Arme an und legen Ihre Fingerspitzen auf die gleichseitige Schulter.

Sie gehen mit geschlossenen Augen langsam fünf Schritte vorwärts, machen eine halbe Drehung und gehen mit geschlossenen Augen langsam fünf Schritte rückwärts.

Beim Vorwärts- und Rückwärtsgehen bewegen Sie sanft Ihren Kopf auf und ab.

Parallel zu der Kopfbewegung in Richtung Decke bewegen Sie Ihre Ellenbogen seitlich nach außen – Sie weiten Ihren Brustkorb.

Parallel zur Kopfbewegung in Richtung Boden, führen Sie Ihre Ellenbogen vor der Körpermitte zusammen – Sie dehnen die Rückenmuskulatur.

Unterstützen Sie Ihr Gehen bei Wunsch mit entsprechender Atmung.

Kopfbewegung in Richtung Decke: Einatmung.

Kopfbewegung in Richtung Boden: Ausatmung.

Übung 2

Sie stehen mit geöffneten Augen oben auf einer Treppe.

Sie gehen die Treppe sehr langsam rückwärts herunter.

Alternativ:
Sie stehen mit geöffneten Augen vor einer Treppe. Sie drehen sich um.
Sie gehen die Treppe sehr langsam rückwärts hoch.

Halten Sie sich am Geländer fest, wenn Sie mögen.

Übung 3

Sie gehen langsam wahlweise mit offenen oder geschlossenen Augen durch den Raum. Ihre Arme hängen locker.

Sie gehen Ihren Weg mehrmals in Form eines gedachten „Kleeblatts".

Variieren Sie zwischen Vorwärtsgehen und Rückwärtsgehen auf einem gedachten „Kleeblatt".

Form des Kleeblatts:
1. Sie gehen die „Liegende Acht"

2. In der Mitte angekommen gehen Sie nun direkt anschließend eine „Stehende Acht".

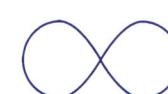

Übung 4

Die Beine stehen im leichten Abstand nebeneinander.
Das rechte Bein ist leicht gebeugt, das linke Bein wird mit der Ferse aufgesetzt. Die Augen sind geschlossen, der Kopf ist mittig.

Langsam setzen Sie mehrmals im Wechsel die Ferse und die Fußspitze des linken Fußes auf.
Beim Aufsetzen der Ferse bewegt sich Ihr Kopf langsam nach rechts, beim Aufsetzen der Fußspitze bewegt sich der Kopf langsam nach links.
Beinwechsel.
Die Bewegungsfolge wird mit dem rechten Bein und gleichzeitiger langsamer Kopfbewegung durchgeführt.

Halten Sie sich fest, wenn Sie das Bedürfnis danach haben.

Vestibularprogramm in Bewegung – Stufe 5 – Übungsdauer ca. 6 – 10 Wochen

Übung 1	Übung 2	Übung 3	Übung 4

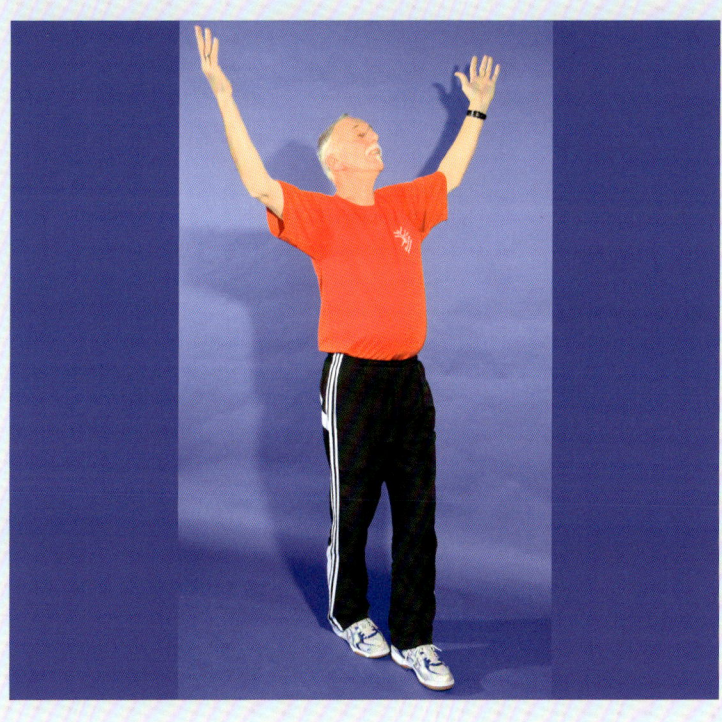 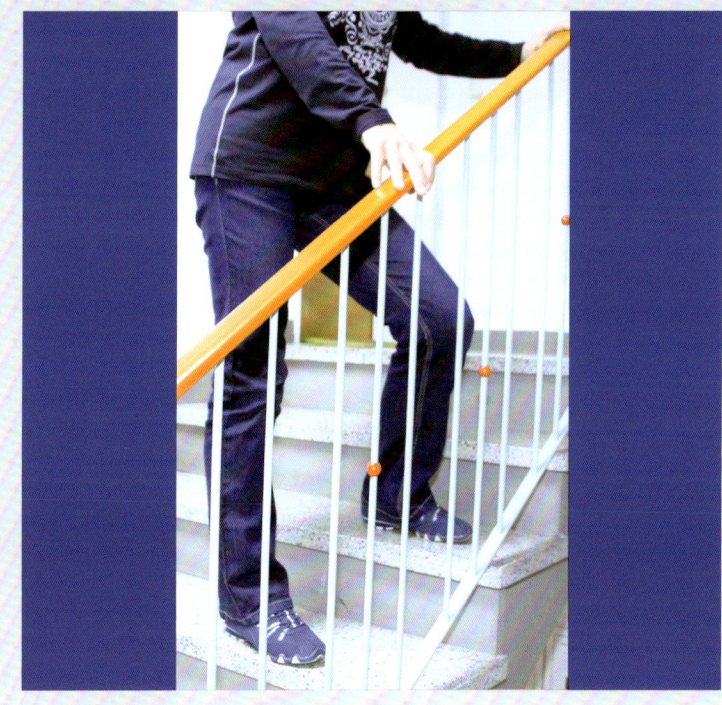 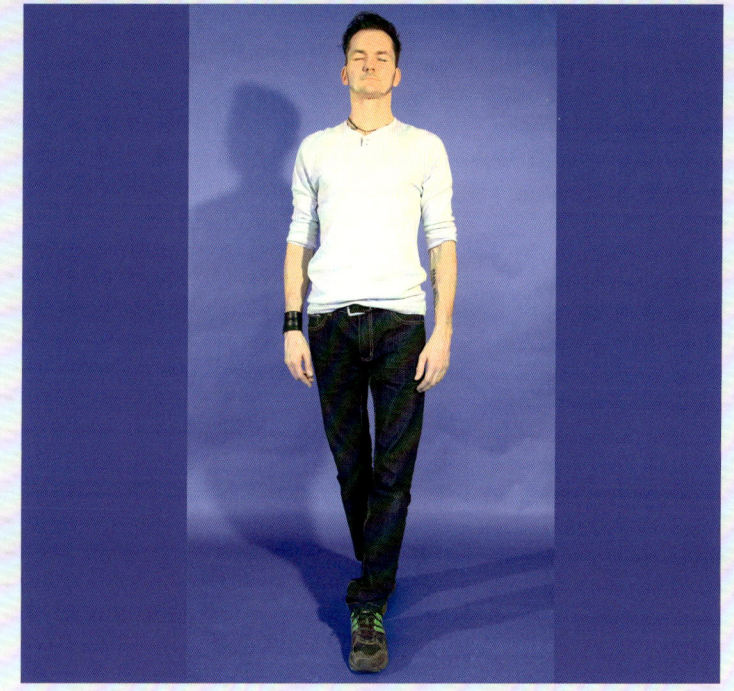 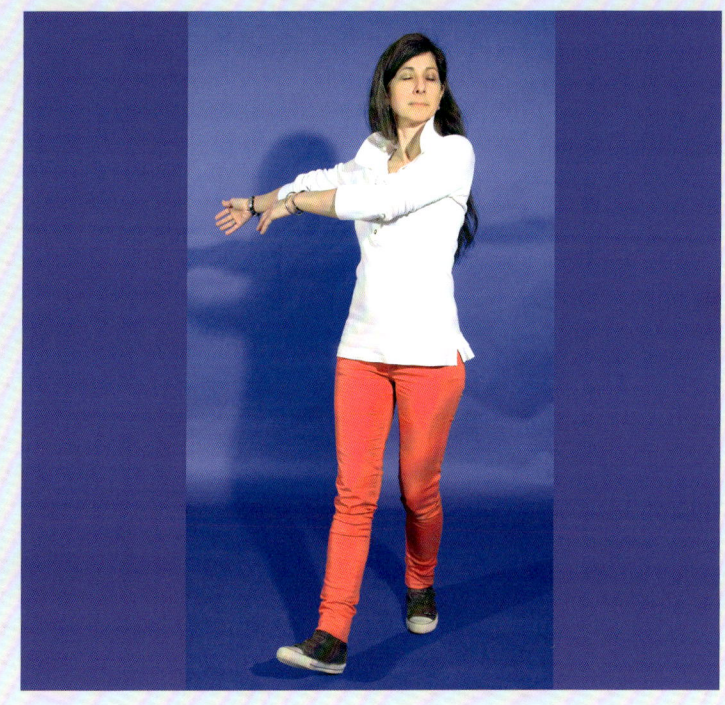

Übung 1

Ihre Augen sind geschlossen. Sie gehen langsam auf einer gedachten Linie und setzen dabei einen Fuß direkt vor dem anderen auf. Zeh und Ferse der Füße berühren sich beim Aufsetzen.

Sie gehen acht Schritte vorwärts, machen eine halbe Drehung auf der gedachten Linie und gehen mit geschlossenen Augen langsam acht Schritte rückwärts. Beim Vorwärts- und Rückwärtsgehen bewegen Sie sanft Ihren Kopf auf und ab. Parallel zu der langsamen Kopfbewegung in Richtung Decke führen Sie Ihre leicht gebeugten Arme hoch zur Decke, Sie atmen ein. Parallel zur langsamen Kopfbewegung in Richtung Boden, senken Sie Ihre Arme, Sie atmen aus.

Übung 2

Sie stehen mit geöffneten Augen oben auf einer Treppe.

Sie gehen die Treppe sehr langsam drei Stufen rückwärts herunter. Sie machen eine viertel Drehung zur Seite und gehen die Treppe jetzt drei Stufen seitwärts herunter. Sie machen eine weitere viertel Drehung in dieselbe Richtung. Sie gehen die Treppe langsam drei Stufen rückwärts hoch. Sie machen eine letzte viertel Drehung. Sie gehen die Treppe drei Schritte seitwärts hoch. Wiederholen Sie den Bewegungsablauf.

Halten Sie sich bei Wunsch am Geländer fest.

Übung 3

Sie gehen langsam mit geschlossen Augen durch den Raum. Sie setzen beim Gehen immer einen Fuß direkt vor den anderen, so dass Fußspitze und Ferse sich jeweils berühren. Ihre Arme hängen locker an den Seiten.

Sie gehen Ihren Weg mehrmals in Form eines gedachten „Kleeblatts".

Variieren Sie beim langsamen Fuß an Fuß-Gehen zwischen Vorwärtsgehen und Rückwärtsgehen auf einem gedachten „Kleeblatt". Buchstabieren Sie während des Gehens laut Ihren Vornamen, Nachnamen und Ihre Adresse. Zählen Sie alternativ von einer Zahl aus rückwärts.

Übung 4

Die Beine stehen im leichten Abstand nebeneinander. Die Augen sind geschlossen, der Kopf ist mittig. Langsam setzen Sie mehrmals im Wechsel jeweils die Ferse und die Fußspitze des linken und des rechten Fußes auf. Teil 1: Beim Aufsetzen der Ferse strecken Sie beide Arme in die Luft, Ihr Kopf bewegt sich gleichzeitig langsam in Richtung Boden. Beim Aufsetzen der Fußspitze senken Sie langsam Ihre Arme, Ihr Kopf bewegt sich langsam gleichzeitig in Richtung Decke. Teil 2: Beim Aufsetzen der Ferse strecken Sie beide Arme langsam nach rechts, Ihr Kopf bewegt sich gleichzeitig langsam nach links. Beim Aufsetzen der Fußspitze gehen die Arme langsam nach links, der Kopf bewegt sich gleichzeitig langsam nach rechts. Verbinden Sie Teil 1 und Teil 2 zu einer Bewegungsfolge.

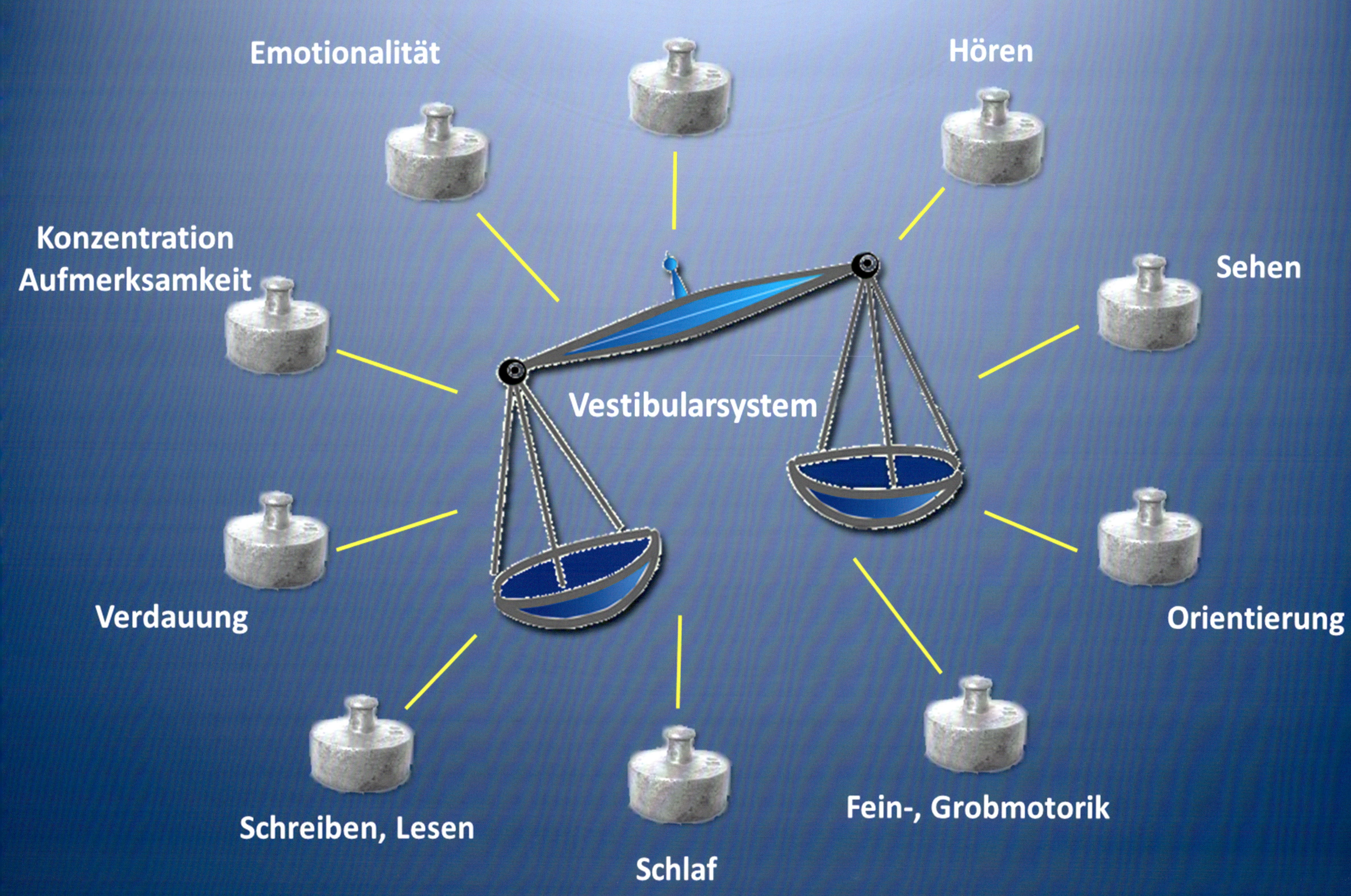

Mein persönlicher Wochenplan

Position Stufe	Montag	Dienstag	Mittwoch	Donnerstag	Freitag	Samstag	Sonntag
Liegen							
Sitzen							
Stehen							
Bewegen							
Spiel							
Variation							
Sonstiges							

Jede durchgeführte Übung am Tag wird vermerkt. Tragen Sie ein X ein oder vermerken Sie den Grad der Schwierigkeitsstufe 1–5.
Freuen Sie sich am Ende der Woche über Ihre Ergebnisse.